용기를 내어 당신이 생각하는 대로 살아야 합니다.
그렇지 않으면 머지않아 당신은 사는 대로 생각하게 될 것입니다.
– 폴 부르제(프랑스의 시인, 철학자)

Il faut vivre comme on pense,
sans quoi l'on finira par penser comme on a vécu.
– Paul Bourget

터닝포인트는 삶에 긍정적 변화를 일으키는 좋은 책을 만들기 위해 최선을 다합니다.

1일 1잔

공복 효소 주스

Fruits & Yasai no Fresh Juice
Copyright©2012 Kae Fujii
All rights reserved.
Original Japanese edition published in 2012 by SHUFUNOTOMO Co., Ltd, Tokyo.
Korean translation rights arranged with SHUFUNOTOMO Co., Ltd, Tokyo. and Turningpoint, Korea
through PLS Agency, Seoul.
Korean translation edition©2013 by Turningpoint, Korea.

이 책의 한국어판 저작권은 PLS를 통한 일본의 SHUFUNOTOMO와의 독점 계약으로 터닝포인트가 소유합니다. 신 저작권법에 의하여 한국 내에서 보호를 받는 저작물이므로 무단전재와 무단복제를 금합니다.

1일 1잔 공복 효소주스

2013년 7월 18일 초판 1쇄 인쇄
2013년 7월 22일 초판 1쇄 발행

지은이	후지이 카에
옮긴이	유가영
펴낸이	정상석
펴낸 곳	터닝포인트
등록번호	2005. 2. 17 제6-738호
주소	서울 마포구 연남동 480-1 3층
대표전화	(02)332-7646
팩스	(02)3142-7646
홈페이지	www.diytp.com
ISBN	978-89-94158-43-3 13590
정가	12,000원
기획·편집	신이수
편집 디자인	앤미디어
표지 디자인	디자인결
협력	F.O.B COOP 히로오 본점
	오이식스(주) 「Oisix」
내용 문의	www.diytp.com
원고 집필 문의	diamat@naver.com

터닝포인트는 삶에 긍정적 변화를 가져오는 좋은 원고를 환영합니다.

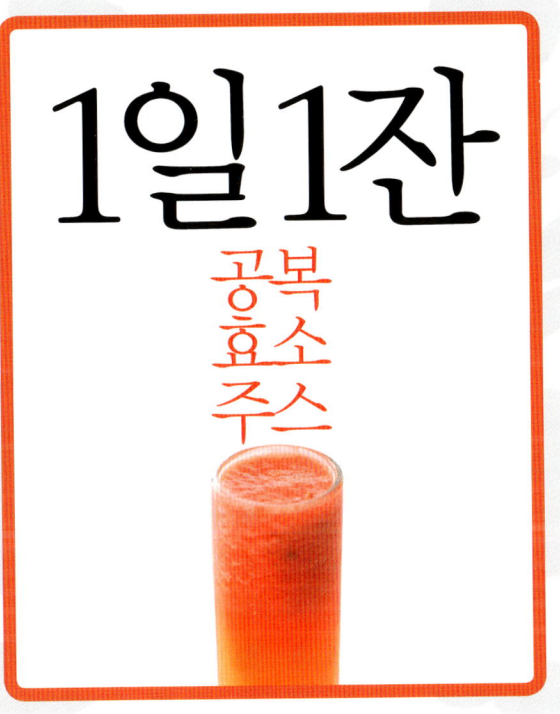

1일 1잔
공복 효소 주스

후지이 카에 지음, 유가영 옮김

머리말

효소주스로 몸속부터 예뻐지자!

채소의 하루 섭취량은 350g, 과일은 200g이다. 양손 가득 담아야 하는 양을 매일 식사로 채우기란 매우 어렵다.

'미용과 건강을 위해 채소 중심의 식생활을 하고 싶다. 하지만 시간도 없고 번거로워서 도저히 엄두가 나지 않는다.'는 것이 대부분의 사람들의 속마음일 것이다. 그럴 때 손쉽게 만들어 영양을 보충할 수 있는 효소주스를 권한다.

'믹서와 스퀴저만 있으면
단 5분 만에 만들 수 있다!'

과일과 채소가 통째로 들어간 효소주스에는 방부제가 전혀 들어 있지 않은 대신 비타민과 미네랄 등 우리 몸이 필요로 하는 영양소가 풍부하다.

이 책은 내가 다이어트를 위해 10년 동안 연구해 온 주스 중에서 맛과 영양과 모양 면에서 엄선한 레시피만 모았다. 피부를 아름답게 가꿔주는 주스, 마음을 힐링시켜 주는 주스, 몸을 건강하게 만들어주는 주스로 나눠 제철 재료나 기분, 컨디션, 피부 상태에 맞춰 취향대로 주스를 고를 수 있도록 했다.

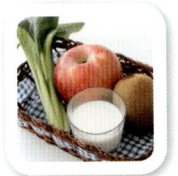 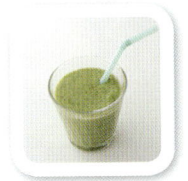 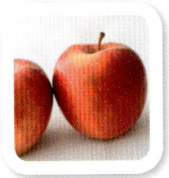

싫어하는 채소나 과일도 셰이크나 스무디로 만들어 디저트 느낌으로 맛있게 마실 수 있도록 다양한 드링크 스타일을 제안하고 있다. 또한 각 주스마다 칼로리와 영양소를 표시하고 있으므로 꼭 참고해보자.

처음에는 어렵게 느껴질지도 모른다. 하지만 재료를 선택하는 방법이나 믹싱하는 요령만 알면 누구나 쉽게 만들 수 있는 것이 수제 주스의 장점이다. 익숙해지면 취향에 따라 향신료를 첨가하거나 독자적인 주스에 도전해보는 것도 좋다.

우유 등의 동물성 단백질이 체질에 맞지 않는 사람은 우유를 두유로 대체해도 좋다. 재료의 다양한 조합을 시험해보면 레시피가 늘어나는 만큼 분명 즐거움도 커질 것이다.

효소주스를 마시면 피부 미용과 건강은 물론, 매일의 생활이 더욱 즐거워질 것이다.

후지이 카에

이 책을 보는 방법

1 case 몸과 마음의 컨디션에 따라 선택한다.

몸과 마음의 컨디션에 따라 레시피를 나누었다. 각각의 컨디션을 회복하는 데 효과가 있는 영양소를 함유한 과일과 채소를 선별했다. 따라서 그때그때의 컨디션에 따라 주스를 고를 수 있다.

2 case 과일과 채소로 선택한다.

레시피는 주재료가 되는 과일과 채소별로 정리되어 있다. 자신이 좋아하는 재료로 주스를 선택할 수도 있다.

3 case 용도별로 선택한다.

제4장에서는 미용주스, 녹즙을 맛있게 먹는 방법, 핫 드링크와 칵테일의 레시피도 소개하고 있다. 라이프스타일에 맞춰 다양한 주스를 즐겨보자.

컨디션별 영양

각 컨디션을 회복하는데 필요한 영양소를 설명한다. [ ]는 그 영양소를 다량 함유하여 레시피의 주재료가 된 과일과 채소명이다.

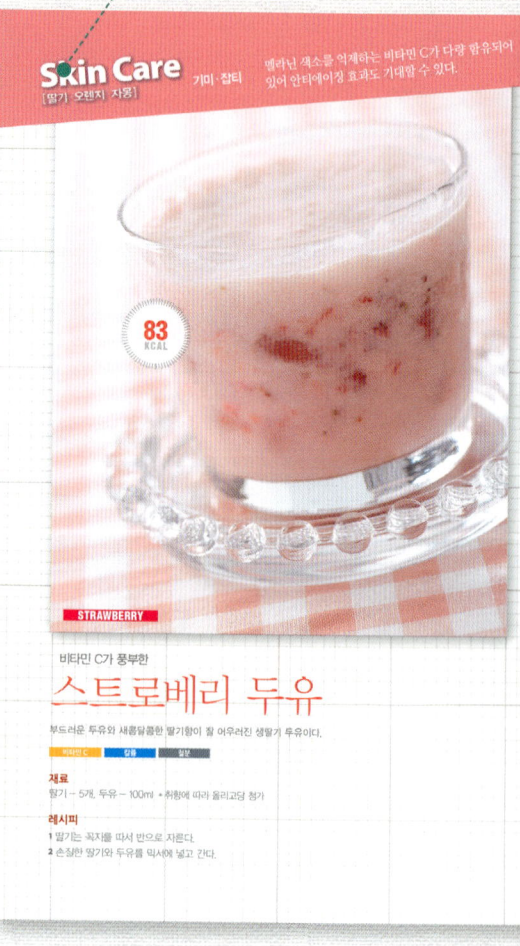

마실 때 주의사항

- 레시피는 모두 1인분 200ml를 분량이다.
- 주스는 약이 아니다. 이 책에서는 함유된 영양소에 따라 증상별로 나누고 있지만, 효과가 나타나는 것은 개인차가 있다. 이들 재료로 알레르기나 몸에 이상이 나타날 경우에는 즉시 중단하자.
- 이 책은 건강문제상, 효소주스만 마시는 다이어트는 권하지 않는다. 먼저 제대로 된 식사를 하고 영양을 보조하는 차원에서 마시도록 하자.

1일 1잔 공복 효소주스 **7**

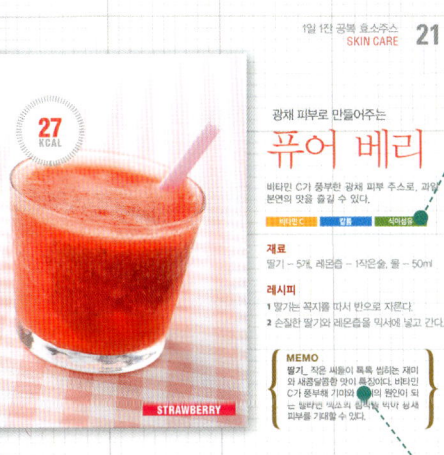

영양소 표시
주스의 주요 영양소를 표시하고 있다. 자세한 내용은 124, 125쪽을 참고하자.

주재료가 가진 영양
메인으로 사용된 과일과 채소의 맛과 향에 관한 특징 및 함유 영양소에 관한 정보이다.

칼로리 표시
주스의 칼로리를 표시하고 있으므로 다이어트 중이라면 꼭 참고하자. 단, 취향에 따라 넣는 재료는 칼로리에 포함되지 않는다.

Contents

- 4 　머리말
- 6 　이 책을 보는 방법
- 16 　'공복 효소주스'의 매력은?
- 18 　20kg 감량 비결은 매일 아침 마신 효소주스 였다!
- 20 　영양소 미니 지식
- 22 　Basic Tool
  　　믹서(Mixer), 스퀴저(Squeezer)
- 24 　맛있는 주스를 만들기 위해서는?
- 25 　재료 믹싱은 이렇게 하자!
- 26 　맛을 높이는 플러스 토핑

1 피부를 아름답게 가꿔주는 주스
피부트러블을 제로로 만드는 레시피

Skin Care 기미·잡티

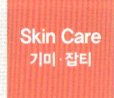 스트로베리 두유 028

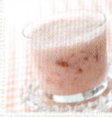 퓨어 베리 029

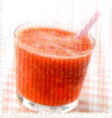 딸기 바나나 밀크 029

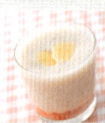 더블 시트러스 030

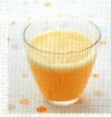 화이트 오렌지 031

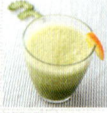 여주 주스 031

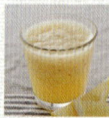 비타C 스쿼시 032

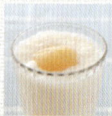 퓨어 요구르트 033

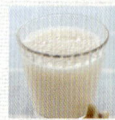 크리미 바나나 033

Skin Care 거칠고 건조한 피부

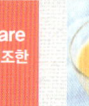 낙원 망고 034

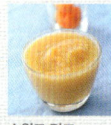 스위트 망고 035

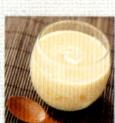 트로피칼 망고 035

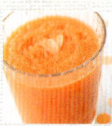 당근 주스 036

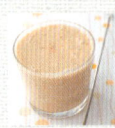 당근 셰이크 037

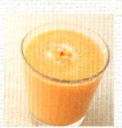 디저트 캐럿 037

Skin Care 햇볕에 탄 피부

1일 1잔 공복 효소주스
CONTENTS
9

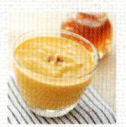
캐러멜 단호박 주스
038

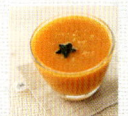
단호박 주스
039

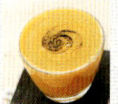
단호박 두유
039

Skin Care
잔주름

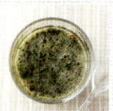
모로헤이야 주스
040

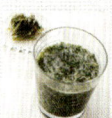
건강 주스
041

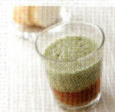
참마 주스
041

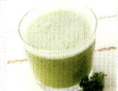
브로콜리 주스
042

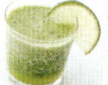
파슬 파인
043

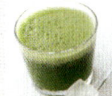
파슬리에
043

Skin Care
보습과 광채

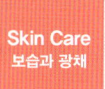
아보카도 주스
044

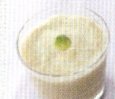
아보카도 셰이크
045

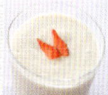
화이트 셰이크
045

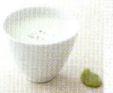
누에콩 수프
046

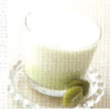
누에콩 포타주
046

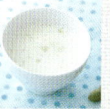
푸콩 밀크
047

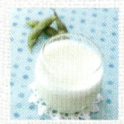
비스 드링
047

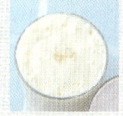
아시안 두부
048

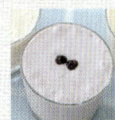
베리 요구르트
048

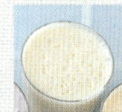
두부 시트러스
049

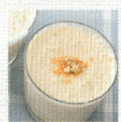
스위트 두부
049

Skin Care
여드름

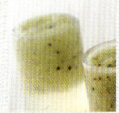
키위 주스
050

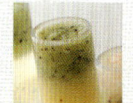
키위파인
051

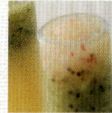
키위 요구르트
051

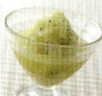
키위 멜론 스무디
051

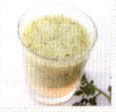
미나리 키위 주스
052

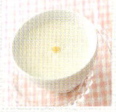
화이트 수프
053

흰 채소 수프
053

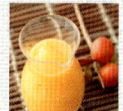
감&귤 주스
054

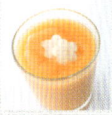
감 주스
055

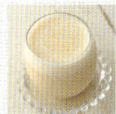
감 셰이크
055

Eye Care
눈의 피로 회복

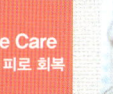
블루베리 밀크
056

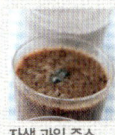
자색 과일 주스
057

1일 1잔 공복 효소주스
CONTENTS

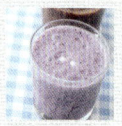 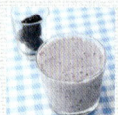 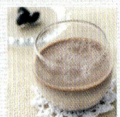 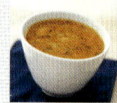 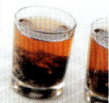

베리 스무디	블루베리 셰이크	일본풍 코코아	비타민 주스	검은콩 우롱 주스	Nail Care 손톱 갈라짐 변색 손거스러미
057	057	058	059	059	

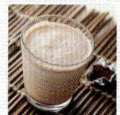 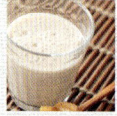 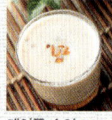 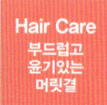 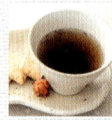

아몬드 밀크	아몬드 소이	메이플 소이	Hair Care 부드럽고 윤기있는 머릿결	중국풍 블랙 수프	일본풍 블랙 수프
060	061	061		062	062

2 마음을 힐링시켜 주는 주스
기분을 상쾌하게 하는 레시피

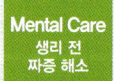 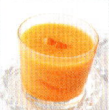 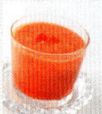 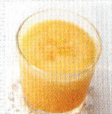 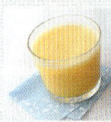 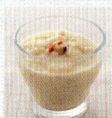

Mental Care 생리 전 짜증 해소	트리플 오렌지	파프리 애플	트리플 옐로	화이트 주스	스위트 포테이토
	064	064	065	065	066

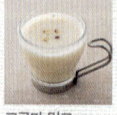 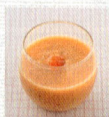 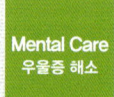 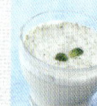 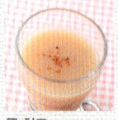

고구마 밀크	고구마 귤 주스	Mental Care 우울증 해소	민트 사워	민트 셰이크	쿨 하트
067	067		068	068	069

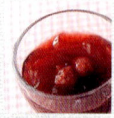 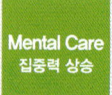 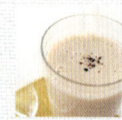 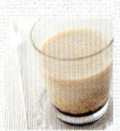 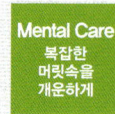

레드 프레시 주스	Mental Care 집중력 상승	바나나 푸룬	바나나 두유	바나나 우유	Mental Care 복잡한 머릿속을 개운하게
069		070	071	071	

1일 1잔 공복 효소주스
CONTENTS 11○

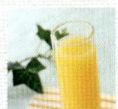 프레시 자몽 주스 072
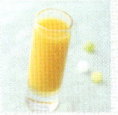 프레시 모닝 주스 072
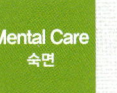 Mental Care 숙면
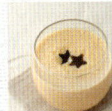 고소미 밀크 073
콩가루 밀크 073
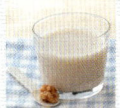 호두 밀크 074

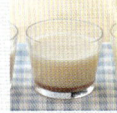 소이 밀크 074
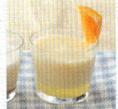 두유 주스 074
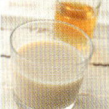 소이 밀크티 075
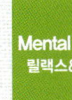 Mental Care 릴랙스&힐링
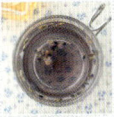 라벤더 허니 076
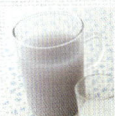 라벤더 밀크 076

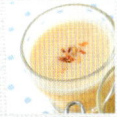 캐모마일티 077
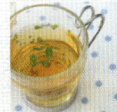 캐모마일 민트 077
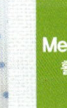 Mental Care 활기 부여
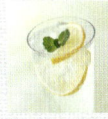 벌꿀 레몬 스쿼시 078
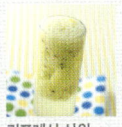 리프레시 사워 079
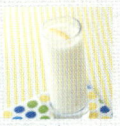 레몬 라씨 079

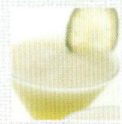 옐로 라임 080
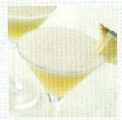 라임 쿨러 080
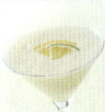 스카이 레몬 080

3 몸을 건강하게 만들어주는 주스
질병을 예방하고 회복을 돕는 레시피

Body Care
안티에이징
(노화 방지)

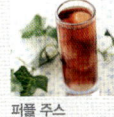 퍼플 주스 082
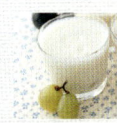 머스캣 밀크 083
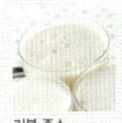 거봉 주스 083
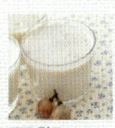 포도 밀크 083
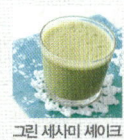 그린 세사미 셰이크 084

12 1일 1잔 공복 효소주스
CONTENTS

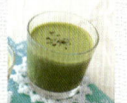
말차 두유
084

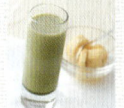
말차 바나나
085

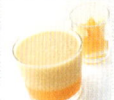
후르츠 펀치
085

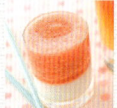
토마토 요구르트
086

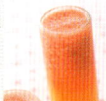
토마토 오렌지 주스
086

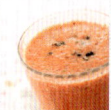
스파이시 토마토
087

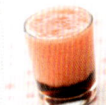
토마토 식초
087

Body Care
변비 해소

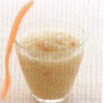
더블 사과
088

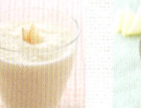
사과 요구르트
088

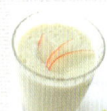
그린 커플
089

스위트 샐러드
089

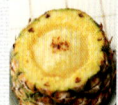
파인 스무디
090

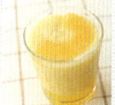
파인애플 주스
091

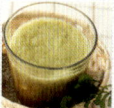
톡 쏘는 파인
091

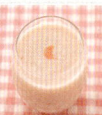
복숭아 주스
092

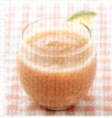
피치 넥타
093

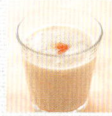
무화과 요구르트
094

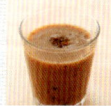
후르츠티
094

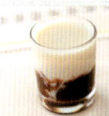
우롱 단팥죽
095

팥 두유
095

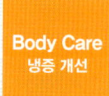
Body Care
냉증 개선

스파이시 감 주스
096

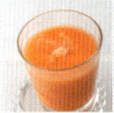
진저 캐럿
096

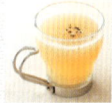
어니언 수프
097

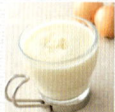
어니언 요구르트
097

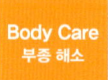
Body Care
부종 해소

멜론 파인
098

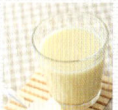
멜론 밀크
099

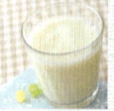
멜론 요구르트
099

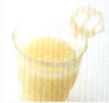
아삭이 애플
0100

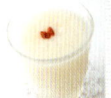
퓨어 화이트
0101

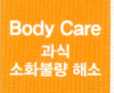
Body Care
과식
소화불량 해소

캐비지 애플
0102

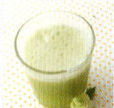
시트러스 그린
0102

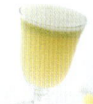
자몽 양상추
0103

1일 1잔 공복 효소주스
CONTENTS 130

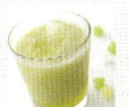 메로네 103
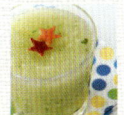 셀러리 애플 104
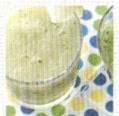 화이트 사워 105
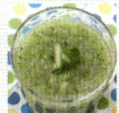 시트러스 녹즙 105
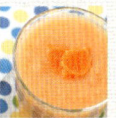 베지 하우스 105
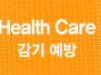 Health Care 감기 예방

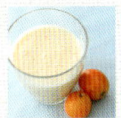 금귤 요구르트 106
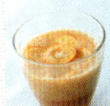 금귤 허니 106
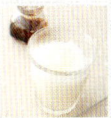 무엇 107
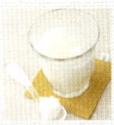 화이트 쿨 107
Health Care 숙취 해소
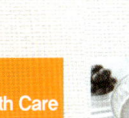 세사미 셰이크 108

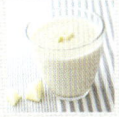 세사미 밀크 109
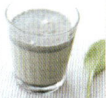 깨 그린 109
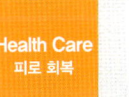 Health Care 피로 회복
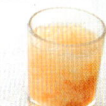 시트러스 흑초 110
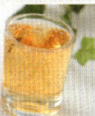 사과식초 사워 110
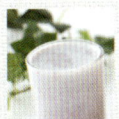 매직 요구르트 111

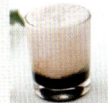 이탈리안 딸기 주스 111
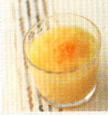 귤 주스 112
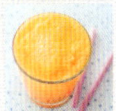 귤 사워 113
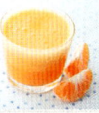 써니 프레시 113
Health Care 어깨 결림 해소
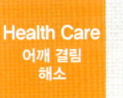 넛츠 밀크 114

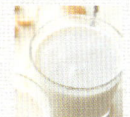 마일드 밀크 114
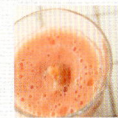 스위트 토마토 115
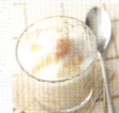 살구 스무디 115
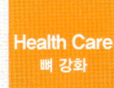 Health Care 뼈 강화
그린 주스 116
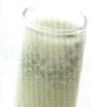 그린 스카이 117

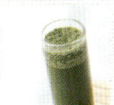 그린 밀크 117
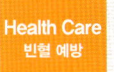 Health Care 빈혈 예방
철분 주스 118
그린 세사미 119
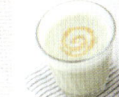 퓨어 아이 119
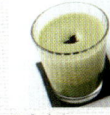 아몬드 코코아 120
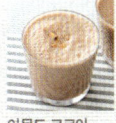

14 1일 1잔 공복 효소주스
CONTENTS

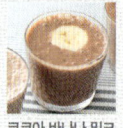
코코아 바나나 밀크
121

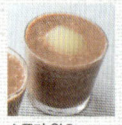
쇼콜라 왈츠
121

Health Care
식욕 증진

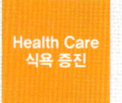
유자 애플
122

4 업그레이드 주스
색다르게 즐길 수 있는 주스 레시피

Beauty Juice

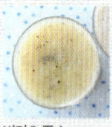
비타C 주스
124

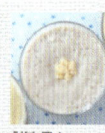
철분 주스
124

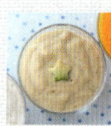
칼슘 주스
125

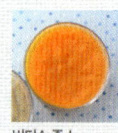
비타A 주스
125

New Green Vegetable Juice

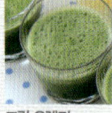
그린 오렌지
126

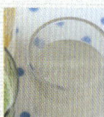
그린 알로에
126

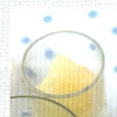
그린 시트러스
127

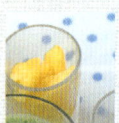
그린 파인
127

Hot Drink

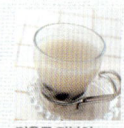
검은콩 갈분차
128

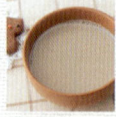
두유 차이
128

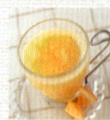
스파이시 오렌지
129

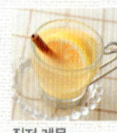
진저 레몬
129

Night Cocktail

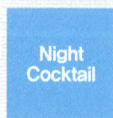
리치 마티니
130

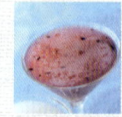
거봉 마티니
130

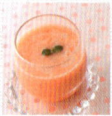
피치 와인
131

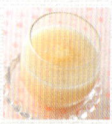
핑크 피그
131

이 책의 주의사항

▶ 레시피는 1인분 200ml 분량으로 작성하고 있다.
▶ 레시피의 '*' 내용은 칼로리나 영양계산에 포함되지 않는다.
▶ 비타민 C, 칼륨 등의 마크는 주스에 함유된 주요 영양소이다.

재료의 기준

자주 사용하는 재료의 무게나 크기의 기준을 알아두면 맛있는 주스를 손쉽게 만들 수 있다. 다만, 중량은 계절, 종류, 신선도에 따라 차이가 있다.
* 이 책의 표시는 다음의 정량을 기준으로 하고 있다.

채소
파슬리 1개=5g 감자 1개=120g 미나리 1개=5g 파프리카 1개=120g
시금치 1포기=30g 토마토 1개=150g 양배추 1장=50g 당근 1개=200g
겨자 시금치 1포기=40g 여주 1개=200g 셀러리 1개=60g 고구마 1개=260g

과일
건자두 1개=10g 아보카도 1개=150g 금귤 1개=10g 복숭아 1개=250g
딸기 1개=15g 오렌지 1개=180g 무화과 1개=50g 사과 1개=200g
레몬 1개=90g 자몽 1개=250g 바나나 1개=100g 배 1개=250g
라임 1개=120g 메론 1개=500g 키위 1개=120g

'공복 효소주스'의 매력은?

맛있는 효소주스를 마시기만 해도 날씬하고 예뻐질 수 있다!
행복한 주스 한 잔으로 기대할 수 있는 효과를 자세히 소개한다.

효소의 힘으로 날씬해진다!

효소에는 체내에 있는 '잠재효소'와 음식물을 통해 흡수되는 '식품효소'가 있다. 과식으로 소화에 부담을 주면 잠재효소 중 '소화효소'가 부족해진다. 이때 소화를 돕기 위해 '대사효소'가 작용하게 된다. 하지만 대사에 사용할 효소를 소화에 써버리면 대사 활동이 느려져 지방을 태우지 못하게 되고 결국 살찌기 쉬운 체질이 되는 것이다.
그래서 필요한 것이 '식품효소'이다. 식품효소는 소화효소를 보조하여 대사효소가 충분히 제 역할을 할 수 있도록 돕는다. 대사가 활발해지면 저절로 날씬해지는 체질로 바뀐다. 다만, 식품효소는 48℃ 이상의 온도로 가열하면 파괴되므로 과일과 채소는 익히지 않고 섭취하는 것이 좋다. 따라서 식품효소를 효과적으로 섭취할 수 있는 공복 효소주스는 다이어트의 지름길이라고 할 수 있다.

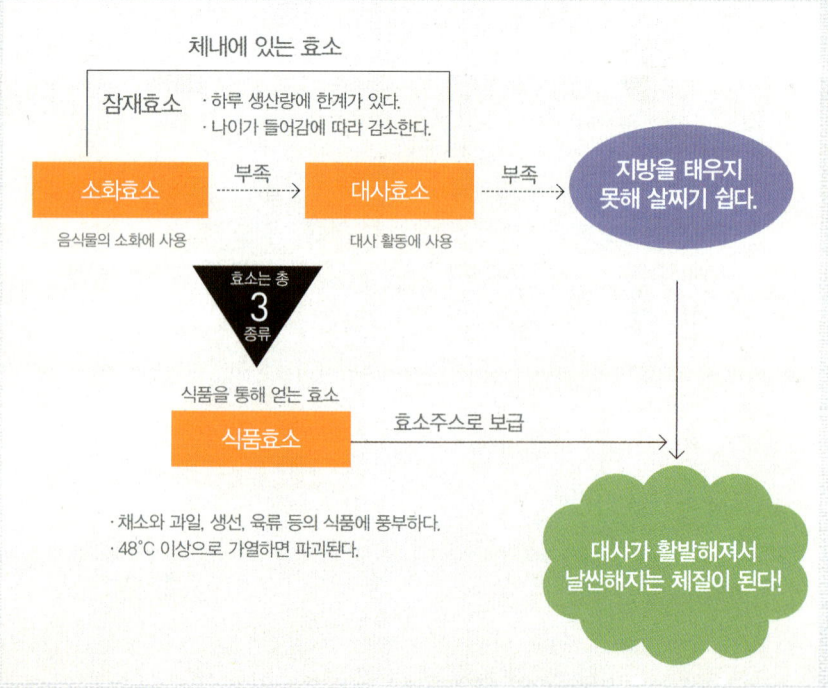

칼륨으로 붓기 해소!

염분을 과다섭취하면 우리 몸은 체내의 나트륨 농도를 일정하게 유지하기 위해 수분을 끌어모으는데, 이로 인해 몸이 붓게 되는 것이다. 과일과 채소에 함유된 칼륨은 여분의 나트륨을 몸 밖으로 배출시켜 붓기를 해소해준다. 칼륨으로 날씬한 팔다리와 V라인 얼굴을 만들자.

풍부한 식이섬유로 디톡스!

장에 노폐물이나 변이 쌓이면 대사가 느려져 살찌기 쉬운 체질이 될 뿐만 아니라 혈액순환에도 좋지 않다. 식이섬유는 장 속 유산균과 변의 부피를 늘려 변비를 개선해준다. 또한 장의 움직임을 활발하게 하여 유해물질과 노폐물을 흡수·배출하는 디톡스 효과가 뛰어나다.

피부 미용의 일등 공신인 비타민과 미네랄이 풍부!

과일과 채소에는 피부 미용에 좋은 비타민 C와 E, 대사를 촉진하는 비타민 B군 외에도 철분과 칼슘 등의 미네랄이 풍부하다. 피로 회복과 스트레스에 좋은 비타민과 미네랄을 효소주스로 섭취하면 영양소가 파괴되지 않아 효율적으로 보충할 수 있다.

피토케미컬로 안티에이징!

과일과 채소에 함유된 리코펜이나 폴리페놀 등의 피토케미컬은 항산화 효과가 있어 세포의 노화를 촉진시키는 활성산소의 공격으로부터 피부를 지켜준다. 생활 속 자외선이나 스트레스로 인한 피부 손상도 막아주는 안티에이징의 강력한 아군이다.

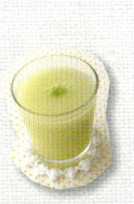
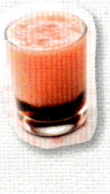
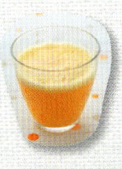

20kg 감량 비결은 매일 아침 마신 효소주스!

매일 아침 생과일과 생야채로 만든 주스를 마실 뿐인데 무려 20kg이나 감량한 것이다.

10대 때 온갖 다이어트 방법을 시도했다가 실패한 경험이 있다.
17살 때는 50kg 정도였는데 운동을 그만두자 순식간에 체중이 불기 시작해서 18살 때는 70kg에 육박했다! 하지만 먹는 것이 유일한 낙이었기 때문에 도저히 식욕을 억제할 수 없었다. 앉으면 배가 세 겹으로 접혔으며 옷이 꽉 끼어 피가 통하지 않아서 고통스러웠다. 쇼윈도나 거울에 비친 내 모습에 좌절하기 일쑤였고 생각까지 부정적으로 바뀌어갔다. 둔보에 성격까지 나빠진 내가 싫어서 다이어트를 결심했다.

날씬해지고 싶다는 일념으로 온갖 다이어트에 도전했지만 번번이 실패하고 그때마다 참았던 식욕이 폭발했다. 결과적으로 3kg 감량하고 다시 5kg이 찌는 요요현상의 반복이었다. 이런 무모한 다이어트를 2년 동안 반복하는 사이 생리가 멎었고 두통과 빈혈로 괴로워했다. 건강이 나빠져 병원을 찾았을 때 충격적인 이야기를 듣게 되었다. '영양실조'라는 진단을 받은 것이다. 이렇게 뚱뚱한데 웬 영양실조!? 정말 깜짝 놀랐다.

그때부터 맹렬히 공부하기 시작했다. 영양학에서 시작해 몸은 어떻게 구성되어 있고, 무엇을 먹으면 살이 찌는지, 자신의 체질은 어떤지 등 의사에게 상담하거나 전문서를 꼼꼼히 읽었다. 그 결과 만들어진 것이 '공복 효소주스 다이어트'였다.

의사의 조언을 듣고 어린 시절 할머니가 매일 아침 만들어 주신 효소주스를 떠올렸다. 그것이 계기였다.
아침 식사 대신 효소주스를 마시고 점심은 좋아하는 음식을 먹는다. 간식은 자연식품인 말린 고구마나 멸치를 먹는다. 저녁 식사는 회나 샐러드처럼 효소를 섭취할 수 있는 날 것 위주의 한식으로 7시 반까지 끝낸다. 운동이나 칼로리 제한은 전혀 하지 않았다. 식생활을 살짝 바꿨을 뿐인데 그동안 줄지 않았던 체중이 2주 만에 4kg이나 줄었다! 다른 다이어트라면 정체기가 왔을 즈음에도 순조롭게 줄어들어 반년 만에 20kg을 감량, 염원하던 50kg이 되었다. 그리고 그 후 15년 동안 요요 없이 20kg 감량 체형을 유지하고 있다.

성인이 건강하고 예쁘게 체중을 감량하기 위해서는 노화로 인해 정체된 대사활동을 개선하고 안티에이징에 효과적인 식품을 섭취하는 것이 중요하다. 신선한 과일과 채소에는 소화와 대사를 돕는 효소가 가득 들어 있다. 그래서 효소주스만 마셔도 지방이 연소하기 쉬워져 살찌지 않는 체질이 된다. 여기서 핵심은 **아침에 일어나서 공복 상태일 때 마셔야 한다**는 것이다. 비타민, 미네랄뿐만 아니라 항산화 물질도 풍부해서 변비, 피부트러블, 스트레스에도 효과적이다. 만들기 쉽고 맛있는 효소주스로 날씬하고 예뻐지자.

1일 1잔 공복 효소주스 **19**

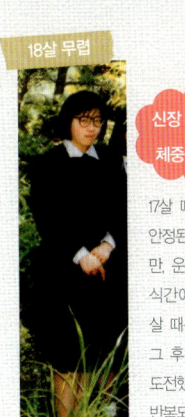

18살 무렵

신장 160cm
체중 70kg

17살 때는 50kg 전후로 안정된 체중을 유지했지만, 운동을 그만두자 순식간에 늘기 시작해 18살 때는 70kg이 되었다. 그 후 온갖 다이어트에 도전했지만 매번 요요가 반복되었다.

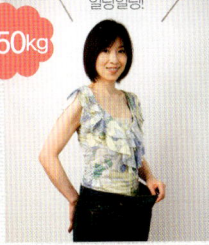

체중 50kg

전에 입었던 청바지가 헐렁헐렁!

공복 효소주스 다이어트로 감량한 후로는 요요 없이 50kg 전후의 체중을 15년 동안 유지하고 있다. 아침 주스를 계속 마시는 한 변동은 없다.

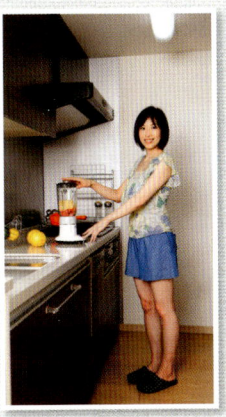

주스를 마시기 시작하고 반년 동안의 체중 변화

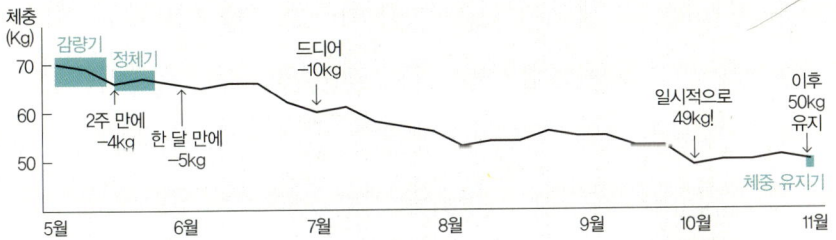

- 감량기: 2주 만에 −4kg
- 정체기: 한 달 만에 −5kg
- 드디어 −10kg
- 일시적으로 49kg!
- 이후 50kg 유지
- 체중 유지기

주스를 마시기 시작한 무렵

감량기

- 06:30 기상. 미지근한 물, 당근 주스
- 08:30 현미 주먹밥 1개(주 2회 정도)
- 09:00 일 간식은 흑사탕이나 건 과일 (곶감, 건자두)
- 12:00 점심은 한식 (밥 1/2 공기, 날 것 중심)
- 13:00 일
- 19:00 저녁. 채소 가득 수바, 샐러드. 작은 그릇으로 1접시
- 22:00 입욕(반신욕)
- 24:00 취침

저녁식사의 포인트
- 식품효소를 포함한 날 것
- 식이섬유
- 발효식품

을 적극적으로 섭취한다!

주스를 마시기 시작하고 2~3주간

정체기

- 06:30 기상. 미지근한 물, 셀러리와 자몽 주스 1컵 반
- 08:30 주먹밥 필요 없음. 간식은 멸치와 다시마(짜증 방지)
- 09:00 일
- 12:00 점심은 좋아하는 음식 (기본은 한식). 지참한 루이보스티 1잔 (지방 연소)
- 13:00 일. 간식은 다크 초콜릿 2조각
- 19:00 저녁. 두유나베, 현미밥 1/2 공기, 해초 샐러드
- 22:00 입욕(반신욕)
- 24:00 취침

다이어트 종료에서 지금까지

체중 유지기

- 06:30 기상. 미지근한 물, 제철 효소주스 1잔
- 08:30 현미 주먹밥 1개 (주 2회 정도)
- 09:00 일. 간식은 두유
- 12:00 점심은 좋아하는 음식 (한식이나 양식)
- 13:00 일. 간식은 단 과자 1~2개 (주 3회)
- 19:00 저녁. 회, 카르파초, 현미밥, 된장국, 샐러드, 김치, 두부, 생선구이(단백질은 주 3회)
- 22:00 입욕(반신욕)
- 24:00 취침

영양소 미니 지식

몸의 생리기능을 유지하는 다양한 비타민과 미네랄, 그 중에서도 주스로 섭취하기 쉬운 대표적인 영양소와 그 기능을 알아본다.

비타민의 종류와 작용

비타민은 인간의 몸이 정상적으로 기능하기 위해 필수 불가결한 영양소이다. 기름에 녹는 성질을 가진 지용성과 물에 녹기 쉬운 성질을 가진 수용성의 2가지로 나눌 수 있다.

비타민의 종류	주요 작용	다량 함유식품	결핍 시	과잉 시
비타민 A (지용성)	눈의 비타민이라 불리며 자외선으로부터 눈을 지킨다. 피부나 점막을 튼튼하게 하여 피부의 광택을 좋게 하고 활성산소를 제거해 발암을 억제하는 효과도 있다.	시금치, 당근, 호박, 망고, 건살구, 파슬리, 간	피부와 점막의 건조, 야맹증, 성장 장애	뇌압 항진, 골장애, 지방간
비타민 D (지용성)	빛의 비타민이라고 불리며 자외선 작용에 의해 체내에서 합성할 수 있다. 소장 안에서 칼슘과 인의 흡수를 도와 튼튼한 뼈와 치아의 형성을 촉진한다.	가다랑어, 참치, 정어리, 목이버섯, 연어, 꽁치, 말린 표고버섯	골연화증	고칼슘혈증, 신장기능 장애, 연조직의 석회화 장애
비타민 E (지용성)	회춘의 비타민으로 불리며 대표적인 항산화 비타민의 하나다. 활성산소를 제거하여 세포의 노화를 억제한다. 혈액순환을 촉진하여 냉증과 어깨 결림을 예방한다.	아보카도, 아몬드, 땅콩, 고구마, 브로콜리, 귤, 호박, 빨강 피망, 유지류	적혈구 용혈, 신경 장애	과잉증은 발생하기 어렵다.
비타민 K (지용성)	지혈 비타민이라 불리며 혈액의 응고에 의한 지혈 작용과 뼈에 칼슘을 침착시키는 작용을 보조한다.	낫토, 양배추, 시금치, 쑥갓	피가 잘 멎지 않는다.	과잉증은 보고되지 않았다.
비타민 B₁ (수용성)	당질이 에너지로 바뀌는 것을 보조하는 작용이 있어 피로감과 짜증 등의 신경 장애를 예방한다. 신경계 작용의 유지나 조정 역할도 한다.	콩가루, 두부, 풋콩, 깨, 현미, 돼지고기, 간	각기병, 다발성 신경염, 식욕 부진, 권태감	과잉증은 보고되지 않았다.
비타민 B₂ (수용성)	지질, 당질, 단백질의 대사를 보조한다. 미용 비타민이라고도 불리며 피부나 손톱, 모발 등의 발육과 건강을 유지한다.	장어, 간, 누에콩, 낫토, 아몬드, 요구르트, 우유, 달걀	피부 거칠어짐, 구내염, 구각염, 피부염	과잉증은 보고되지 않았다.
비타민 B₆ (수용성)	단백질의 대사를 돕는다. 보다 나은 단백질로 재합성하여 피부 표면의 보호 등 비타민 B₂의 작용을 보다 강화한다. 신경전달물질의 합성에도 관여한다.	간, 감자, 호두, 바나나, 옥수수, 노랑 피망, 빨강 피망, 고구마	빈혈, 피부염	감각신경 장애, 옥살산 신장결석 (일반적인 식사로 과잉증은 발생하지 않는다.)
비타민 B₁₂ (수용성)	붉은 비타민이라 불리며 엽산과 함께 적혈구의 생성을 도와 빈혈을 예방한다. 신경세포 속의 핵산이나 단백질의 합성과 회복에 관여한다.	조개, 감, 간, 소고기, 돼지고기, 달걀, 치즈, 대두	악성빈혈, 신경 장애	과잉증은 보고되지 않았다.
나이아신 (수용성)	당질과 지질 등의 에너지 대사를 보조하는 작용이 있어 피부를 건강하게 유지한다.	땅콩, 명란젓, 다랑어, 고등어	펠라그라, 피부염, 신경 장애	피부가 붉어진다. 구토, 설사, 간기능 장애
판토텐산 (수용성)	당질, 지질, 단백질의 대사를 촉진하거나 스트레스 저항력을 높인다. 면역력 강화, 신경전달물질을 만든다.	아보카도, 모로헤이야, 달걀, 낫토, 간	두통, 피로, 손발의 지각(감각) 이상	과잉증은 보고되지 않았다.
엽산 (수용성)	몸의 각 부분에서 DNA나 단백질 합성에 작용해 발육을 촉진한다. 비타민 B₁₂와 함께 적혈구의 생산과 조절을 돕는다. 산소와 빛에 약하다.	딸기, 풋콩, 아보카도, 쑥갓, 유채꽃, 시금치, 간	악성빈혈, 구내염, 피부 이상	과잉증은 보고되지 않았다.
비타민 C (수용성)	튼튼한 혈관과 피부를 만드는 콜라겐의 생성에 필요한 영양소이다. 백혈구의 작용을 높여 면역력을 강화한다. 멜라닌 색소의 억제 등 미용효과도 높다.	파슬리, 키위, 레몬, 브로콜리, 토마토, 감, 오렌지, 딸기	괴혈병, 잇몸이나 피하 출혈, 뼈의 형성 부전	과잉증은 보고되지 않았다.

미네랄의 종류와 작용

미네랄이란 몸의 기능 유지와 조정에 빼놓을 수 없는 무기질 영양소이다. 그 중에서도 주스로 섭취하기 쉬운 대표적인 것을 알아본다.

미네랄의 종류	주요 작용	다량 함유식품	결핍 시	과잉 시
칼슘	뼈나 치아를 만드는 모든 세포에 함유되어 있다. 뼈와 치아에 99%, 남은 1%가 혈액과 근육 등의 조직에 존재하다. 신경의 흥분을 억제하거나 세포의 활성화를 촉진한다.	겨자 시금치, 모로헤이야, 깨, 파슬리, 멸치 우유, 치즈, 요구르트	골다공증, 어깨 결림, 요통, 정신 불안정	비뇨기계 결석, 철·아연·마그네슘 등의 흡수 저해
마그네슘	칼슘, 인과 함께 뼈와 치아를 튼튼하게 유지한다. 효소의 작용을 돕고 대사를 보조한다. 신경흥분을 진정시키는 작용도 한다.	아몬드, 현미, 대두, 두부, 팥, 깨	두근거림, 부정맥, 신경과민, 우울증	연변, 설사 (일반적인 식사로 과잉증을 일으키는 경우는 없다)
칼륨	나트륨과 함께 세포의 삼투압을 유지한다. 염분에 의한 압력 상승을 억제하고 심장과 근육의 기능을 정상으로 한다. 신장에서의 노폐물 배출을 촉진한다.	메론, 고구마, 키위, 풋콩, 대두, 다시마, 연근	고혈압, 탈력감, 식욕 부진	고칼륨혈증(배설 장애가 있는 경우)
인	칼슘이나 마그네슘과 결합하여 뼈와 치아의 발육을 돕는다. 신경이나 근육의 기능을 정상으로 한다. 비타민 B_1·B_2와 결합하여 보산소가 되어 당질의 대사를 높인다. ※ 보산소:산소를 활성화시키고 그 작용을 촉진하는 것	우유, 요구르트, 치즈, 난황, 대두	치조농루, 골연화증, 피로	칼슘의 흡수 저해, 신장기능 저하
철분	혈액 중의 적혈구를 만드는 헤모글로빈의 구성에 관여하여 체내기관에 산소를 운반하는 작용을 한다. 빈혈을 예방하고 면역력을 높인다.	콩가루, 파슬리, 시금치, 겨자 시금치, 톳, 간	철분 결핍성 빈혈, 두근거림, 호흡 곤란, 피로감	철침착증 (일반적인 식사로 과잉증을 일으키는 경우는 없다)
아연	많은 효소의 구성성분으로 단백질이나 DNA의 합성, 당질의 대사 등을 보조한다. 생식기능을 정상으로 유지하는 작용도 한다.	대두, 누에콩, 깨, 캐슈넛, 감, 간, 소고기	미각 이상, 빈혈, 피부염, 성기능 저하	급성 중독, 췌장기능 저하(일반적인 식사로 과잉증을 일으키는 경우는 없다)
나트륨	염분으로 알려져 있다. 칼륨과 함께 세포의 삼투압 유지나 산이나 알칼리의 pH 균형을 조절한다.	주로 식염	일반적인 식사로는 부족하지 않다.	고혈압, 위암
크롬	지질, 당질의 대사를 보조한다. 혈당치를 정상으로 유지함으로써 당뇨병을 예방한다. 또한 고지혈증이나 동맥경화의 예방에도 효과가 있다.	톳, 장어, 소고기	당뇨병, 고지혈증 (일반적인 식사로는 부족하지 않다.)	일반적인 식사로 과잉증을 일으키는 경우는 없다.
망간	많은 효소의 구성성분으로 단백질, 지질, 당질의 대사를 보조한다. 뼈의 발육에 관계된 효소를 활성화한다.	현미, 대두, 말린 토란 줄기	일반적인 식사로는 부족하지 않다.	일반적인 식사로 과잉증을 일으키는 경우는 없다.
구리	철분과 함께 적혈구 속 헤모글로빈 합성을 보조하거나 철분의 흡수를 촉진하는 작용이 있어 빈혈을 예방한다. 많은 효소의 성분이 되어 대사를 활성화한다.	대두, 깨, 코코아, 아몬드	빈혈	일반적인 식사로 과잉증을 일으키는 경우는 없다 (유전적 질환을 제거한다).
셀레늄	과산화지질을 분해하는 작용을 가진 효소의 성분으로 항산화 작용으로 조직의 노화나 동맥경화를 막는다.	파, 정어리, 가다랑어	일반적인 식사로는 부족하지 않다.	일반적인 식사로 과잉증을 일으키는 경우는 없다.
몰리브덴	체내에서 요산을 만들어 내기 위해 필요한 효소의 작용을 보조한다.	대두, 풋콩, 누에콩, 간	일반적인 식사로는 부족하지 않다.	요산치 상승, 구리의 배설량 증가 (일반적인 식사로 과잉증을 일으키는 경우는 없다)
요오드	성장이나 대사를 촉진하거나 효소의 소비량을 증가시키는 작용이 있는 갑상선 호르몬의 성분이다.	다시마, 미역, 구운 김	갑상선 비대, 갑상선종, 피부 거칠어짐	갑상선 비대, 갑상선종

Basic Tool
주스를 만드는 2가지 도구

주스를 만들 때 필요한 도구는 믹서와 스퀴저이다. 이 2가지를 능숙하게 사용하는 방법과 요령에 대해 Q&A 형식으로 알아보자.

BASIC TOOL 1
믹서(Mixer)

믹서란 채소나 과일을 갈거나 즙을 내는 도구이다.
농도는 믹서 작동 시간으로 조절할 수 있다.

Q 재료가 돌아가지 않을 때는?
A. 재료가 믹서 바닥에 평평해지도록 고무 주걱으로 누르자. 그래도 안 되면 재료를 작게 잘라서 간다.

Q 믹서가 헛돌 때는?
A. 벽 쪽에 붙은 재료를 중앙으로 모아서 간다. 그래도 안 되면 수분을 조금 넣는다.

Q 깔끔한 주스를 마시고 싶을 때는?
A. 작동 시간을 늘리면 곱고 부드럽게 갈린다. 온과 오프를 반복하면서 상태를 확인하자.

Q 농도가 진해서 마시기 어려울 때는?
A. 수분을 조금 넣어 원하는 농도가 될 때까지 묽게 한다.

Q 시원한 주스를 마시고 싶을 때는?
A. 재료를 시원하게 해두던지 얼음을 함께 넣고 갈자. (기준:1인분에 얼음 3개)

믹서 사용법

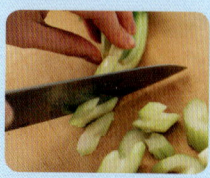
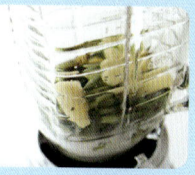
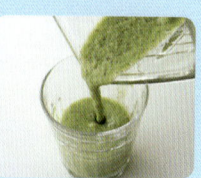
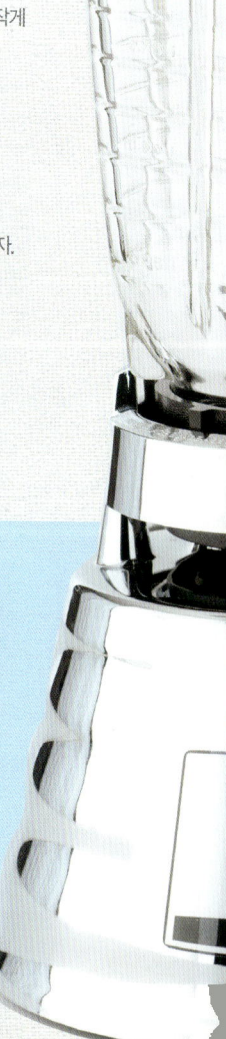

1 재료를 한입 크기로 썬다.
재료를 한입 크기로 잘라 씨와 심을 제거한다. 껍질은 필요에 따라 깎는다.

2 간다.
처음에는 고형물(과일, 채소), 다음으로 액체(물, 우유)를 넣고 뚜껑을 닫고 스위치를 누른다. 쓴 맛이 나는 잎 채소류는 마지막에 넣는다.

3 완성
온/오프를 반복해서 취향에 맞는 농도가 되면 컵에 따른다. 단맛이 필요할 때는 감미료를, 비린내가 날 때는 레몬즙을 넣는다.

BASIC TOOL 2
스퀴저(Squeezer)

스퀴저란 레몬 등의 과즙을 짜기 위한 도구이다.
과육을 반구 부분에 내리눌러 꾹 짠다.

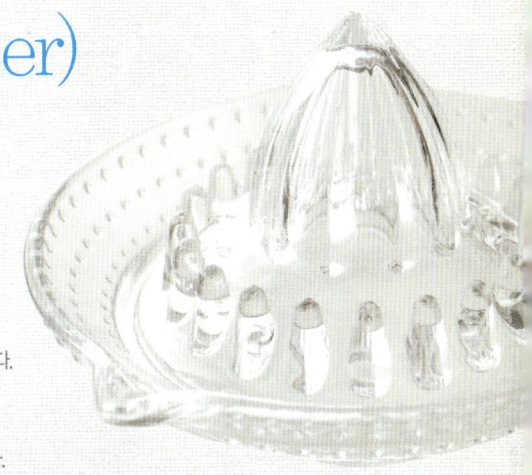

Q 어디까지 짜야 좋을까?
A. 얇은 껍질 부분은 쓴 맛이 나므로 과육부분만 짜자.

Q 씨는 어떻게 해야 할까?
A. 스퀴저에 들어간 씨는 제거하자. 쓴 맛의 원인이 된다.

Q 스퀴저가 없을 때는 어떻게 해야 할까?
A. 감귤류라면 부채꼴 형태로 잘라서 손으로 짜도 된다.

스퀴저 사용법

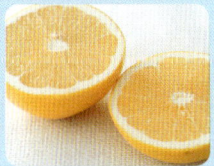 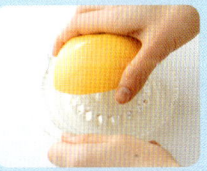 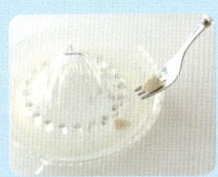

1 감귤류는 가로로 절반 잘라 표면에 보이는 씨를 제거한다.

2 스퀴저 상부에 과육을 얹고 손으로 강하게 눌러서 짠다.

3 스퀴저에서 씨를 제거하고 컵에 따른다.

계량컵과 계량스푼

액체 등의 분량을 정확하게 재기 위한 도구이다. 평소 사용하는
버릇을 들이면 눈대중으로도 맛있는 주스를 만들 수 있다.

계량컵 200ml
(주스 1인분 기준)

Q 조금이란 어느 정도인가?
A. 작은술 1/6 이내의 분량이다.

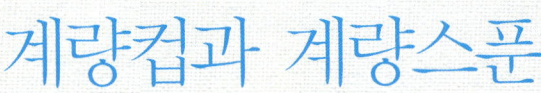

계량스푼 대, 소
(큰술=15ml, 중간 술=10ml, 작은술=5ml)

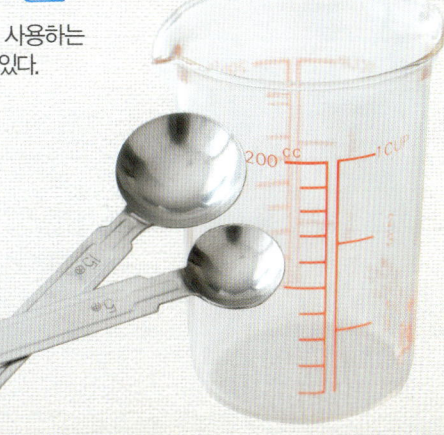

맛있는 주스를 만들기 위해서는?

맛있는 주스를 만들기 위해 기억해두면 편리한 점이 있다. 각 프로세스별 포인트를 알아보자.

재료를 선택할 때는!

신선한 제철 재료를 고른다.

맛과 영양이 가득한 제철의 신선한 재료를 고르자. 같은 재료라도 산지나 종류, 계절에 따라 특징이 다르기 때문에 맛의 차이를 알아두면 취향에 맞는 주스를 만들 수 있다.

과일은 숙성된 것을 고른다.

과일은 살짝 숙성된 것을 권한다. 단, 감귤류는 변색이나 수분 증발의 가능성이 있으므로 지나치게 숙성된 것은 피하자. 사과나 바나나 등 변색되기 쉬운 재료에는 레몬즙을 뿌린다.

영양소가 같다면 대체식품도 괜찮다.

레시피에 싫어하는 채소가 있을 때는 같은 영양소를 가진 다른 채소로 바꾸는 것도 하나의 방법이다. 또한 재료가 갖춰져 있지 않을 때는 시중에서 판매하는 과즙 100% 주스나 냉동 과일을 사용해도 좋다.

마실 때는 이렇게!

만들고 바로 마신다.

시간이 지나면 산화가 진행되어 영양가가 떨어진다. 또한 재료의 효소끼리 작용하여 다른 성분으로 변하면 주스가 분리되거나 맛이 달라지는 경우도 있다.

위가 텅 비었을 때 마신다.

먼저 먹은 음식이 아직 소화되지 않은 상태에서 효소주스를 마시면 과일이 위 속에서 발효하여 소화를 방해하는 경우가 있다. 아침을 먹을 경우에는 주스가 위를 통과하는 20~30분 후에 먹자.

몇 잔을 마셔도 괜찮다.

다이어트 중이라면 아침은 주스 한 잔이 가장 좋지만, 배가 고플 때는 몇 잔을 마셔도 상관없다. 식이섬유가 풍부한 사과나 파인애플은 포만감을 주므로 적극 추천한다.

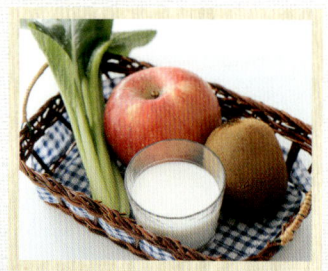
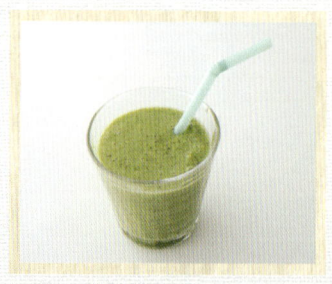

chapter 1

피부를 아름답게 가꿔주는 주스

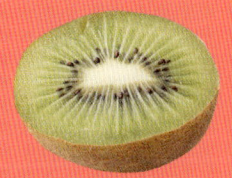

피부트러블을 제로로 만드는 레시피

나이를 먹을 때마다 늘어나는 피부트러블.
주요 원인은 수면 부족과 스트레스, 편식, 과식 등이다.
건강한 식생활에 유의하는 것은 물론,
각각의 피부 상태에 따른 맞춤 주스로 몸속부터 예뻐지자. 머리카락과
손톱 케어도 잊지 말자.

- **Skin Care** … 기미·잡티 / 거칠고 건조한 피부 /
  햇볕에 탄 피부 / 잔주름 / 보습과 광채 / 여드름
- **Eye Care** … 눈의 피로 회복
- **Nail Care** … 손톱 갈라짐, 변색, 손거스러미
- **Hair Care** … 부드럽고 윤기 있는 머릿결

Skin Care
[딸기·오렌지·자몽] 기미·잡티

멜라닌 색소를 억제하는 비타민 C가 다량 함유되어 있어 안티에이징 효과도 기대할 수 있다.

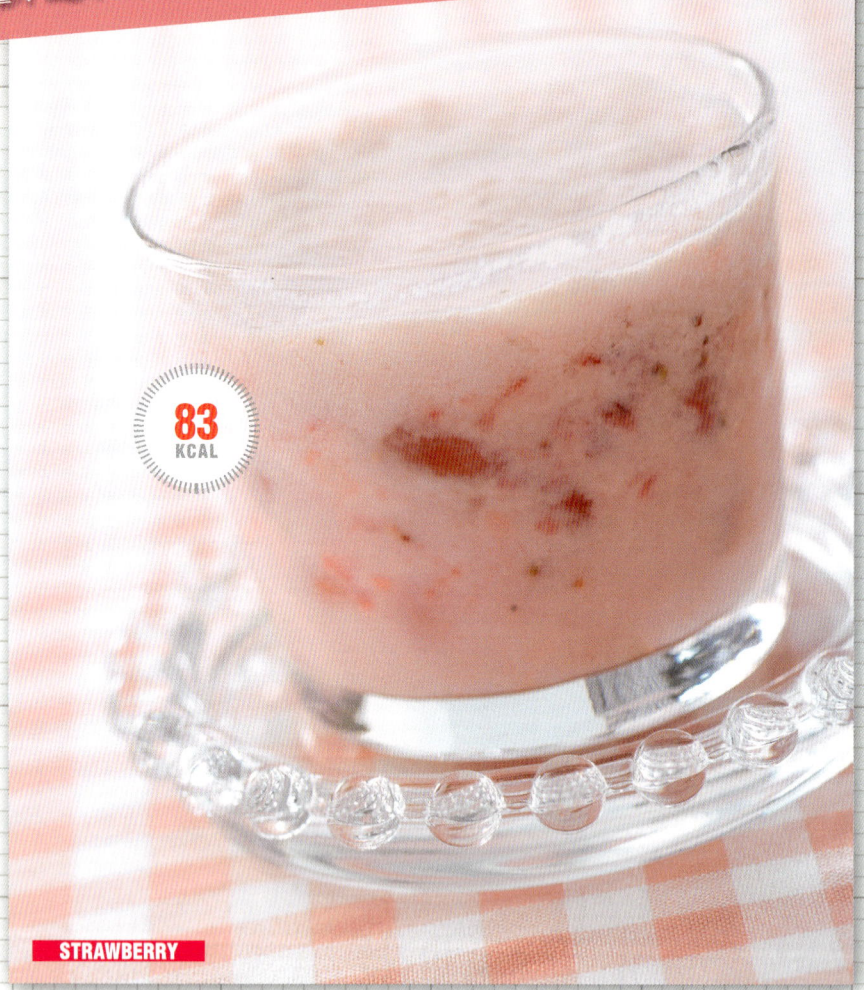

83 KCAL

STRAWBERRY

비타민 C가 풍부한
스트로베리 두유

부드러운 두유와 새콤달콤한 딸기향이 잘 어우러진 생딸기 두유이다.

| 비타민 C | 칼륨 | 철분 |

재료
딸기 - 5개, 두유 - 100ml * 취향에 따라 올리고당 첨가

레시피
1 딸기는 꼭지를 따서 반으로 자른다.
2 손질한 딸기와 두유를 믹서에 넣고 간다.

1일 1잔 공복 효소주스
SKIN CARE

29

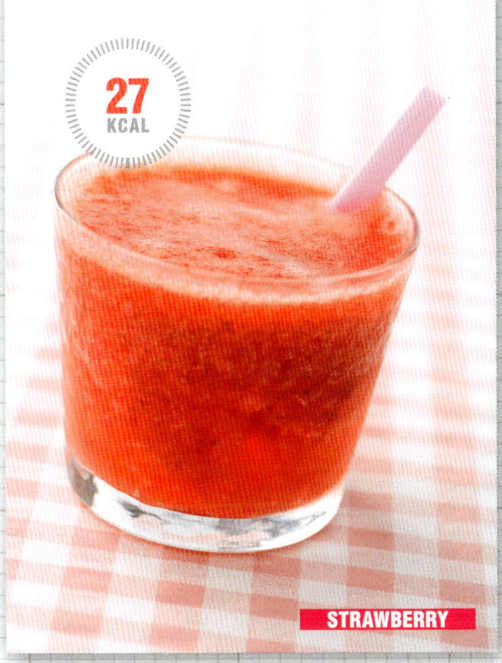

27 KCAL

STRAWBERRY

광채 피부로 만들어주는

퓨어 베리

비타민 C가 풍부한 광채 피부 주스로, 과일 본연의 맛을 즐길 수 있다.

`비타민 C` `칼륨` `식이섬유`

재료
딸기 – 5개, 레몬즙 – 1작은술, 물 – 50ml

레시피
1 딸기는 꼭지를 따서 반으로 자른다.
2 손질한 딸기와 레몬즙을 믹서에 넣고 간다.

> **MEMO**
> 딸기_ 작은 씨들이 톡톡 씹히는 재미와 새콤달콤한 맛이 특징이다. 비타민 C가 풍부해 기미와 잡티의 원인이 되는 멜라닌 색소의 침착을 막아 광채 피부를 기대할 수 있다.

피부에도 좋고 영양도 만점인

딸기 바나나 밀크

걸쭉한 바나나가 가득 들어 있어 아침 영양 보충에 그만이다.

`비타민 C` `칼륨` `칼슘`

재료
딸기 – 4개, 바나나 – 1/3개, 우유 – 100ml, 올리고당 – 1큰술

레시피
1 딸기는 꼭지를 따서 반으로 자르고, 바나나는 껍질을 벗겨 한입 크기로 자른다.
2 믹서에 손질한 딸기와 바나나, 우유, 올리고당을 넣고 간다.

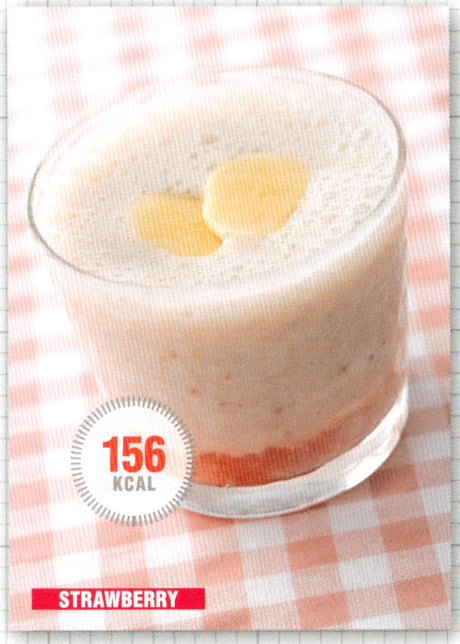

156 KCAL

STRAWBERRY

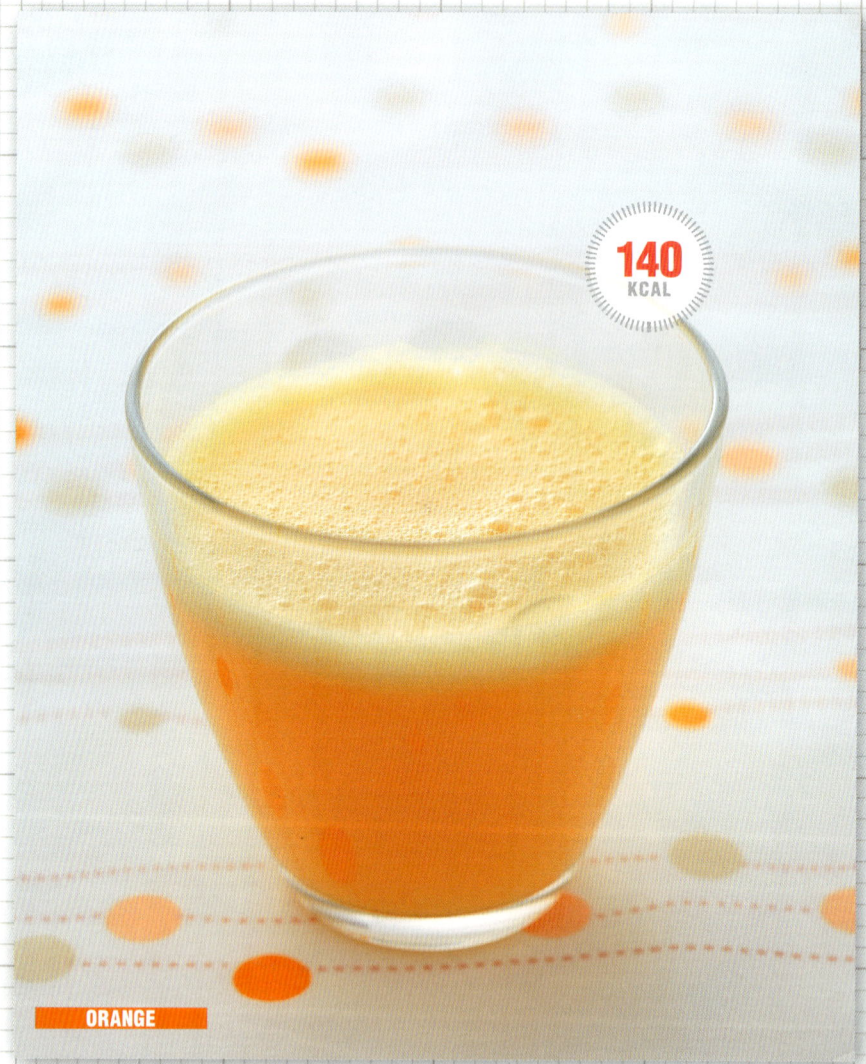

ORANGE

140 KCAL

오렌지향이 풍부한

더블 시트러스

시트러스향의 비타민 C 주스로, 오렌지향이 아침을 상쾌하게 깨운다.

`비타민 C`　`비타민 B₁`　`식이섬유`

재료
오렌지 – 1개, 자몽 – 1개

레시피
1 오렌지와 자몽의 껍질과 얇은 막을 벗긴다.
2 손질한 오렌지와 자몽을 믹서에 넣고 가볍게 간다.

MEMO
오렌지_ 상큼한 향과 산뜻한 단맛이 특징이다. 비타민 C와 구연산이 풍부해 투명하고 매끈한 피부로 만들어 준다.

1일 1잔 공복 효소주스 **SKIN CARE** **31**

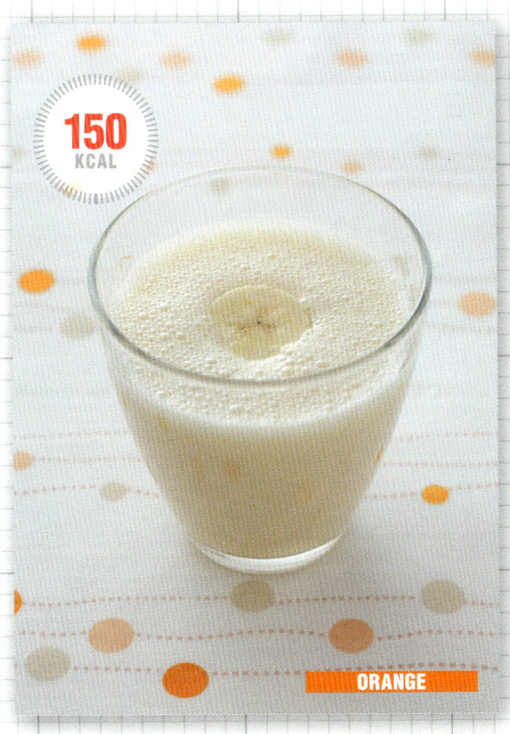

150 KCAL

ORANGE

목 넘김이 부드러운
화이트 오렌지

연한 오렌지색 주스로, 바나나와 요구르트가 들어있어 누구나 쉽게 마실 수 있다.

`비타민 C` `칼륨` `칼슘`

재료
오렌지 – 5개, 바나나 – 1/3개,
플레인 요구르트 – 100g

레시피
1 오렌지는 스퀴저로 짠다. 바나나는 껍질을 벗겨 한입 크기로 자른다.
2 1과 플레인 요구르트를 믹서에 넣고 간다.

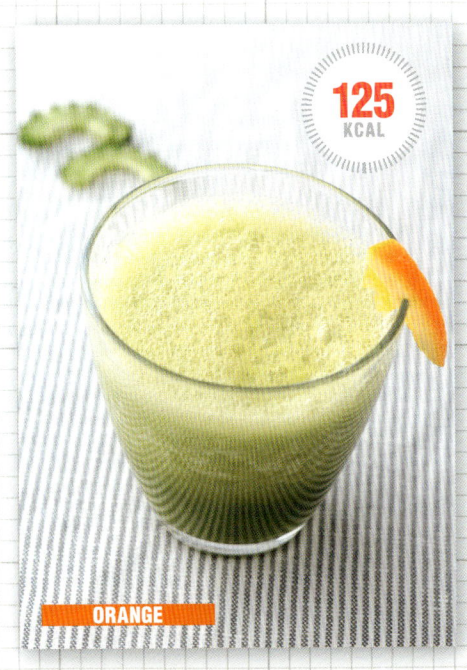

125 KCAL

ORANGE

오묘한 맛의
여주 주스

달콤 쌉싸래한 오묘한 맛의 주스로, 여주를 못 먹는 사람에게도 추천한다.

`비타민 C` `식이섬유` `비타민 E`

재료
오렌지 – 2개, 여주 – 1/6개

레시피
1 오렌지는 스퀴저로 짠다. 여주는 씨와 속을 제거하고 한입 크기로 잘라 소금(분량 외)으로 주물러 씻는다.
2 스퀴저로 짠 오렌지즙과 손질한 여주를 믹서에 넣고 간다.

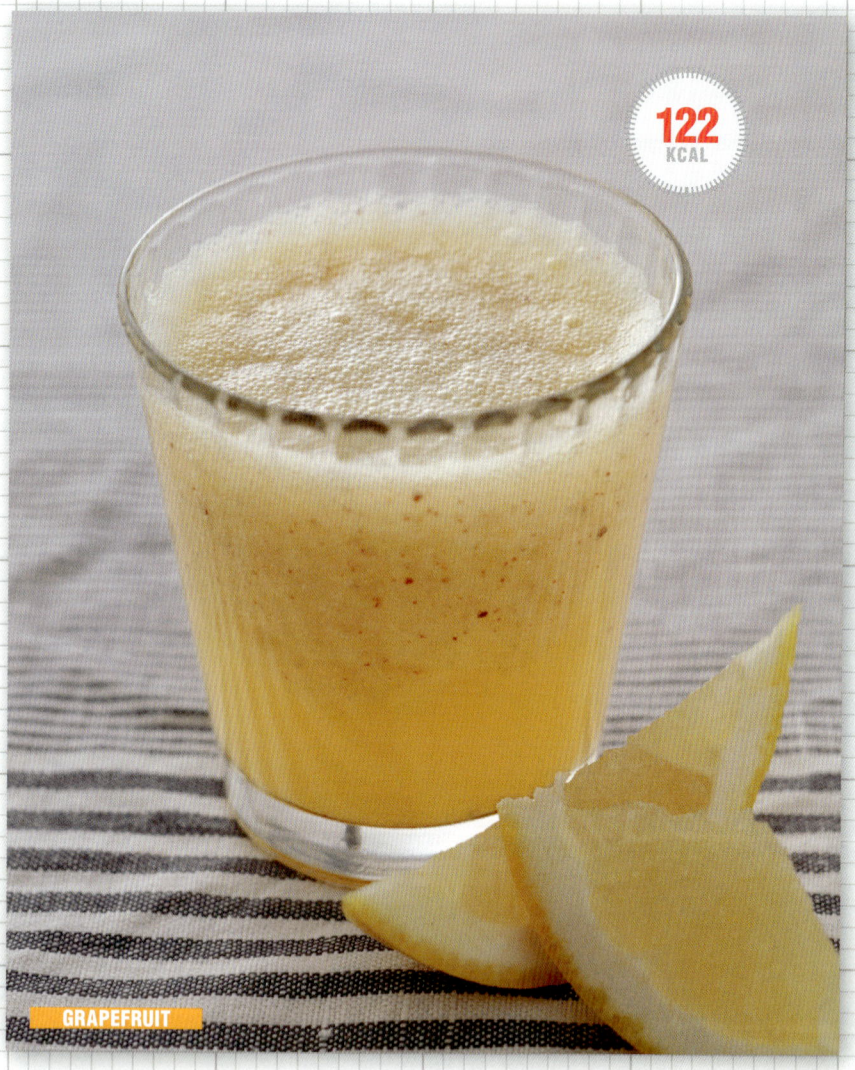

GRAPEFRUIT

피부에 활력을 불어넣는
비타C 스쿼시

몸과 피부의 세포 속부터 촉촉해지는 주스로, 비타민 C와 구연산은 생기와 활력을 불어넣는다!

`비타민 C` `비타민 E` `식이섬유`

재료
자몽 – 1개, 키위 – 1개, 탄산수 – 50ml

레시피
1 자몽은 스쿼저로 짠다. 키위는 껍질을 벗겨 한입 크기로 자른다.
2 1을 믹서로 갈아 컵에 따른 후 탄산수를 탄다.

1일 1잔 공복 효소주스
SKIN CARE

33

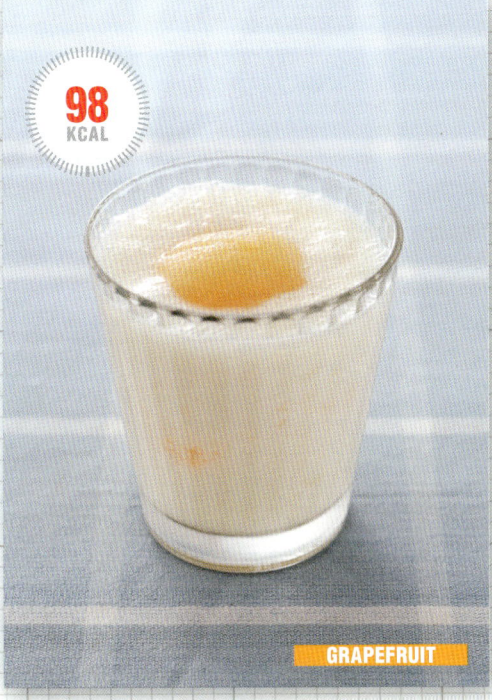

98 KCAL

GRAPEFRUIT

비타민 C를 충전해주는

퓨어 요구르트

새콤달콤하고 상큼한 퓨어 요구르트로, 더운 여름 오후에 딱이다.

| 비타민 C | 칼륨 | 비타민 B₂ |

재료
자몽 – 1/2개, 서양 배(통조림도 가능) – 50g
플레인 요구르트 – 100g

레시피
1 자몽은 스퀴저로 짠다. 서양 배는 껍질을 벗겨 한입 크기로 자른다.
2 1과 플레인 요구르트를 믹서에 넣고 간다.

MEMO
자몽_ 신선하고 산뜻한 향이 특징이다. 콜라겐 생성을 돕는 비타민 C와 피로 회복에 좋은 구연산을 다량 함유하고 있으며, 피부가 거칠어지는 것을 방지하는 효과도 있다.

피부를 휴식시켜 주는

크리미 바나나

부드럽고 걸쭉한 바나나 주스로, 끝 맛은 시트러스향으로 산뜻하다.

| 비타민 C | 칼륨 | 마그네슘 |

재료
자몽 – 1개, 바나나 – 1/2개

레시피
1 자몽은 스퀴저로 짠다. 바나나는 껍질을 벗겨 한입 크기로 자른다.
2 스퀴저로 짠 자몽즙과 손질한 바나나를 믹서에 넣고 간다.

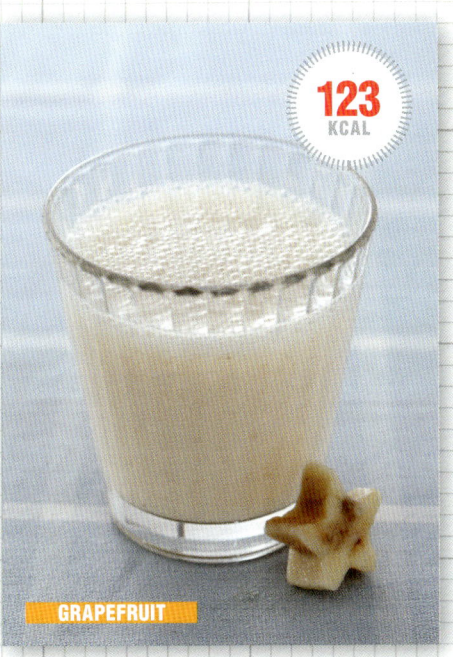

123 KCAL

GRAPEFRUIT

Skin Care
[망고 · 당근]

거칠고
건조한 피부

피부 건강을 지키는 비타민 B군과 피부를 촉촉하게 만들어주는 비타민 A를 함유하고 있다.

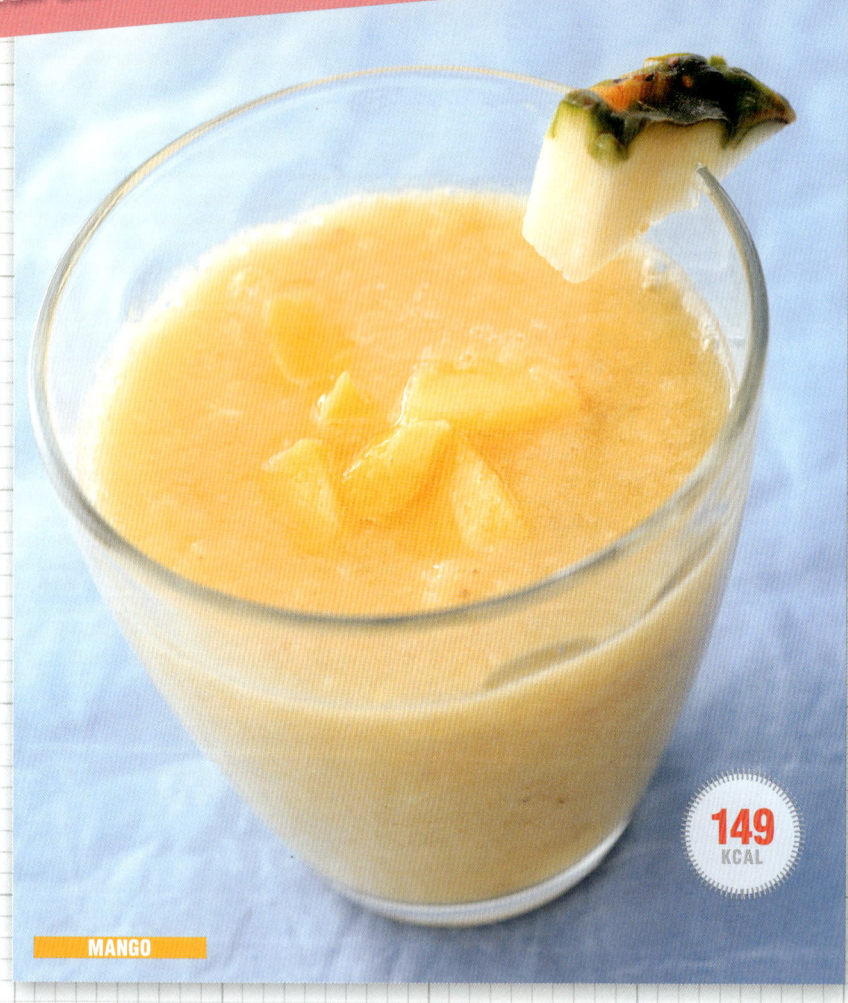

149 KCAL

MANGO

건강한 피부를 위한
낙원 망고

열대지역의 이국적인 정취를 느낄 수 있는 주스로, 혀에 닿는 부드러운 식감이 일품이다.

비타민 B6   비타민 B1   비타민 A

재료
망고(통조림도 가능) - 1/2개, 오렌지 - 1개, 파인애플 - 50g

레시피
1 오렌지는 스퀴저로 짠다. 망고와 파인애플은 껍질을 벗겨 한입 크기로 자른다.
2 준비한 오렌지즙과 자른 망고와 파인애플을 믹서에 넣고 간다.

1일 1잔 공복 효소주스
SKIN CARE

35°

매끈한 피부로 만들어주는
스위트 망고

풍부한 단맛을 지닌 과일 주스로, 휴일의 브런치에 어울린다.

| 비타민 C | 비타민 B₆ | 비타민 B₂ |

재료
망고 – 1/2개, 건살구 – 3개, 물 – 50ml

레시피
1 껍질을 벗긴 망고와 건살구는 한입 크기로 자른다.
2 1에서 손질한 재료와 물을 믹서에 넣고 간다.

MEMO
망고_ 부드러운 식감과 달콤함이 특징이다. 피부점막을 보호하는 비타민 A, 매끈한 피부로 만들어주는 비타민 B군이 많아 거칠어진 피부에 효과적이다.

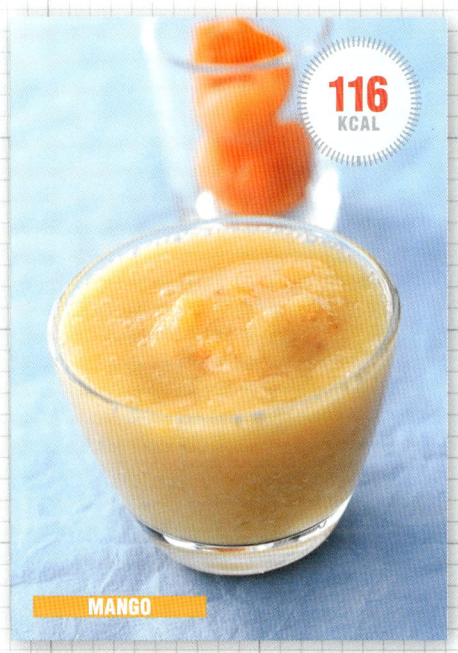

116 KCAL

MANGO

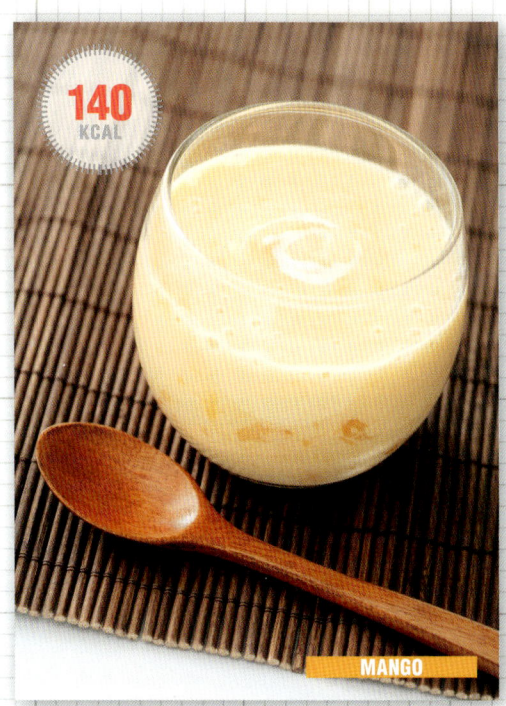

140 KCAL

MANGO

부드러운 피부를 위한
트로피칼 망고

열대과일인 코코넛의 달콤함 때문에 부드럽게 마실 수 있다.

| 비타민 B₆ | 비타민 A | 비타민 B₁ |

재료
망고 – 1/2개, 바나나 – 1/3개,
파인애플 50g, 코코넛밀크 – 1 큰술

레시피
1 망고, 바나나, 파인애플은 껍질을 벗겨 한 입 크기로 자른다.
2 1에서 손질한 재료와 코코넛밀크를 믹서에 넣고 간다.

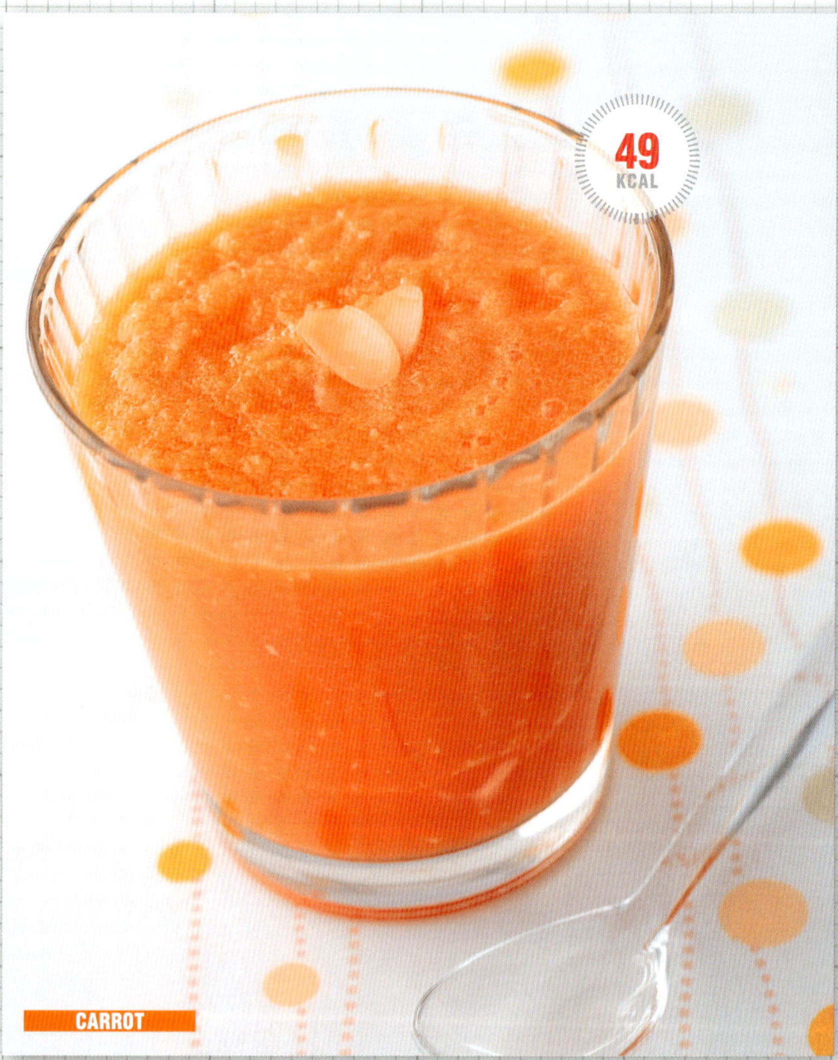

49 KCAL

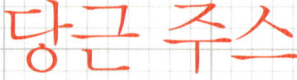

피부의 촉촉함을 유지시켜 주는

당근 주스

베타카로틴이 풍부한 주스로, 당근에서 우러나는 자연의 단맛을 음미할 수 있다.

| 비타민 A | 비타민 E | 비타민 B₆ |

재료
당근 - 1/2개, 물 - 50ml, 아몬드 슬라이스 - 조금 * 취향에 따라 올리고당 첨가

레시피
1 당근은 껍질을 벗기고 한입 크기로 자른다.
2 손질한 당근과 물, 아몬드 슬라이스를 믹서에 넣고 간다.

1일 1잔 공복 효소주스
SKIN CARE 37

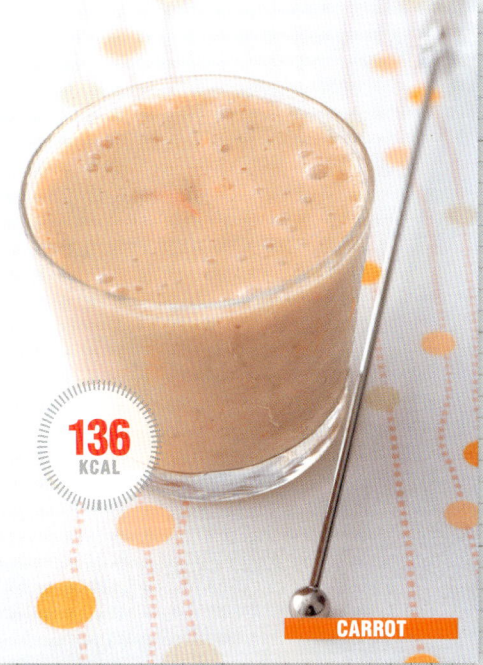

136 KCAL

CARROT

든든한 아침을 위한
당근 셰이크

부드럽고 걸쭉한 셰이크로, 힘찬 아침을 위해 추천한다.

`비타민 A` `비타민 B₆` `단백질`

재료
당근 - 1/6개, 바닐라 아이스크림 - 1큰술
두유 - 100ml, 바나나 - 1/2개

레시피
1 당근, 바나나는 껍질을 벗겨 한입 크기로 자른다.
2 손질한 당근, 바나나와 바닐라 아이스크림, 두유를 믹서에 넣고 간다.

> **MEMO**
> 당근_ 부드러운 단맛과 볼륨감이 특징이다. 대표적인 녹황색 채소로 피부를 지키는 베타카로틴이 풍부하다. 1/2개로 비타민 A의 하루 섭취량을 채울 수 있다.
> * 베타카로틴이란? 식물이 함유한 폴리페놀의 일종이다. 체내에서 필요한 만큼 비타민 A로 바뀌고 나머지는 항산화 성분으로 작용한다.

입가심으로 좋은
디저트 캐럿

당근이 과일? 소문내고 싶은 새콤달콤함이 특징이다.

`비타민 A` `비타민 B₆` `비타민 B₂`

재료
당근 - 1/4개, 바나나 - 1/3개, 파인애플 - 30g,
오렌지 - 1/2개, 플레인 요구르트 - 50g

레시피
1 오렌지는 스퀴저로 짠다.
2 당근, 바나나, 파인애플은 껍질을 벗겨 한입 크기로 자른다.
3 손질한 과일들과 플레인 요구르트를 믹서에 넣고 간다.

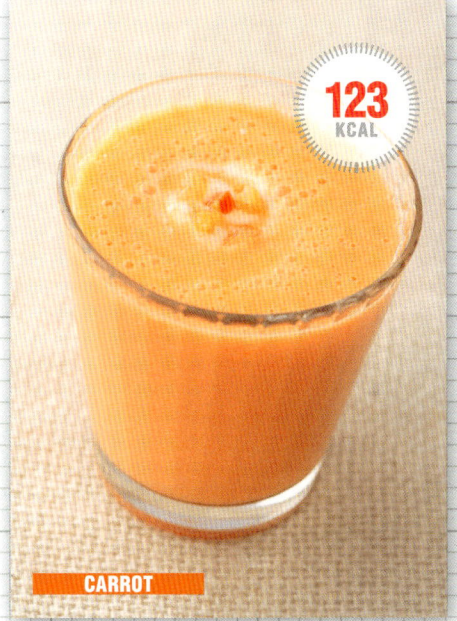

123 KCAL

CARROT

Skin Care
[단호박]

햇볕에 탄 피부

피부와 점막을 강화시키는 비타민 A, 멜라닌 생성을 억제하는 비타민 C, 피부노화를 막는 비타민 E를 함유하고 있다.

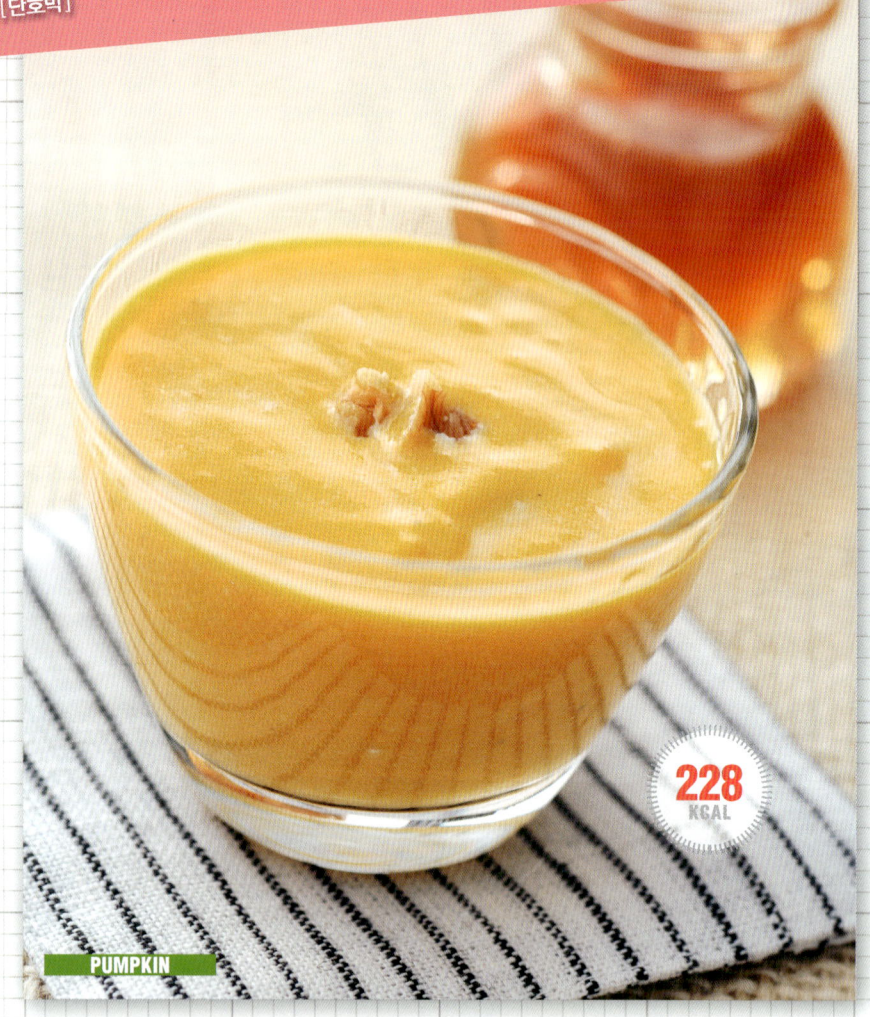

PUMPKIN

228 KCAL

그을린 피부를 회복시켜 주는

캐러멜 단호박 주스

캐러멜 풍미를 느낄 수 있는 주스로, 크래커를 곁들여 디저트 느낌으로 즐겨도 좋다.

| 비타민 A | 비타민 E | 비타민 C |

재료
단호박 – 1/16개(50g), 우유 – 150ml, 호두(잘게 부순 것) – 1큰술, 캐러멜 시럽 – 1큰술

레시피
1 단호박은 한입 크기로 잘라 전자레인지로 가열한 다음 껍질을 벗긴다.
2 손질한 단호박과 우유, 잘게 부순 호두, 캐러멜 시럽을 믹서에 넣고 간다.

1일 1잔 공복 효소주스
SKIN CARE 39°

꿀 피부를 위한
단호박 주스

비타민이 풍부한 꿀 피부 주스로,
다이어트할 때 식사대용으로도 좋다.

`비타민 C` `비타민 E` `칼륨`

재료
단호박 – 1/16개(50g), 오렌지 – 1개

레시피
1 단호박은 한입 크기로 잘라 전자레인지로 가열한 다음 껍질을 벗긴다.
2 오렌지는 스퀴저로 짠다.
3 손질한 단호박과 오렌지를 믹서에 넣고 간다.

{ **MEMO**
단호박_ 진하고 깊은 단맛이 특징이다. 항산화 효과가 있는 비타민 A·C·E를 다량 함유하고 있다. 자외선에 의해 늘어난 활성산소를 제거하고 그을린 피부를 회복시켜준다. }

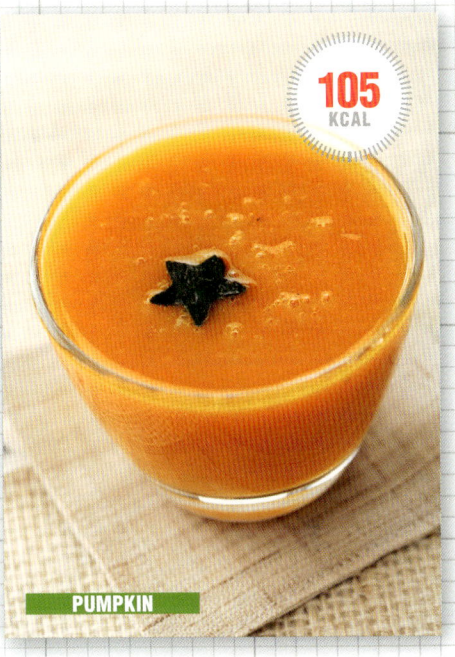

105 KCAL

PUMPKIN

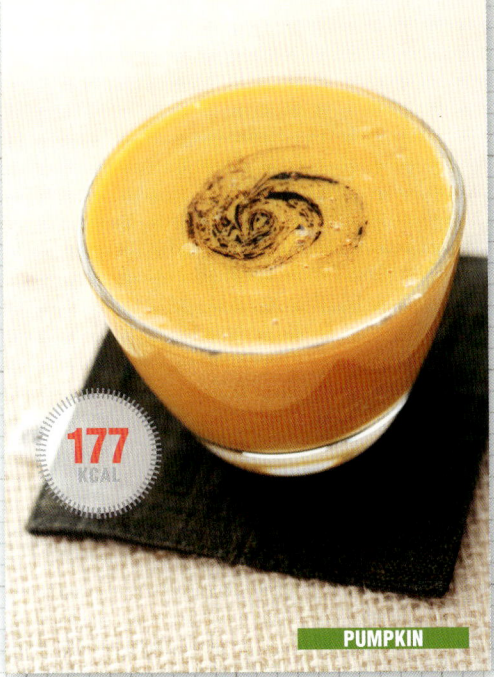

177 KCAL

PUMPKIN

자외선에 지친 피부에 좋은
단호박 두유

마녀를 연상시키는 검은깨로 장식한 주스로, 깨의 감칠맛이 맛있는 향신료가 된다.

`비타민 E` `칼륨` `비타민 C`

재료
단호박 – 1/16개(50g),
검은깨 가루 – 1작은술, 두유 – 50ml

레시피
1 단호박은 한입 크기로 잘라 전자레인지로 가열한 다음 껍질을 벗긴다.
2 손질한 단호박과 검은깨 가루, 두유를 믹서에 넣고 간다.

Skin Care
[모로헤이야·브로콜리·파슬리] 잔주름

피부를 촉촉하게 하는 비타민 A, 콜라겐 생성을 돕고 피부 저항력을 높여주는 비타민 C를 함유하고 있다.

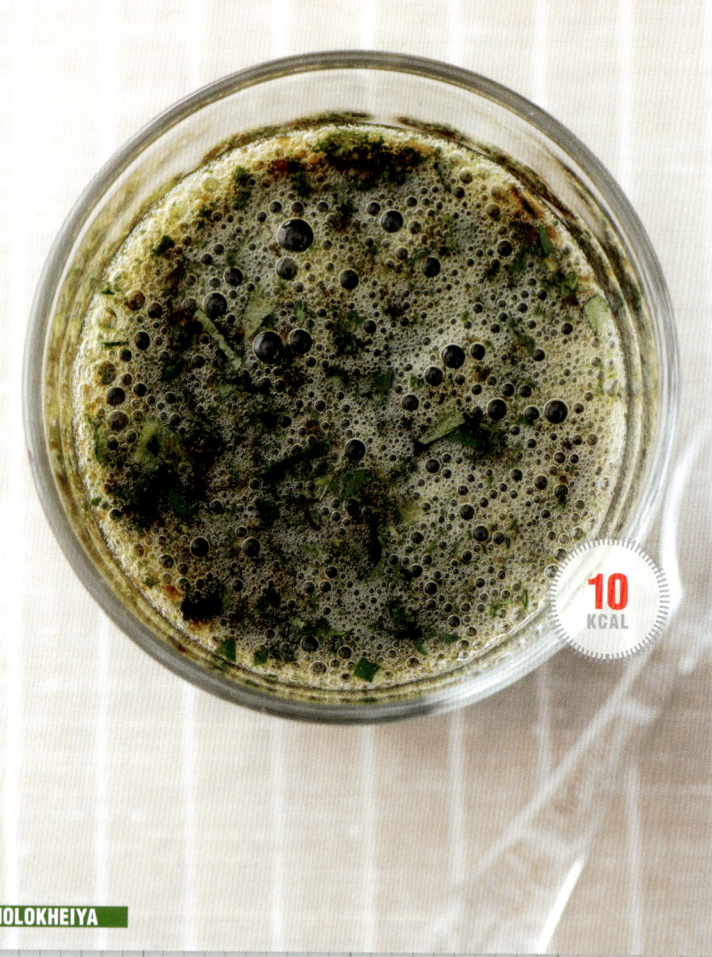

10 KCAL

MOLOKHEIYA

윤기있는 피부를 위한

모로헤이야 주스

비타민과 미네랄로 영양만점인 주스로, 윤광 콤비로 식초는 최고의 궁합이다.

비타민 A | 비타민 C | 비타민 E

재료
모로헤이야 - 1개, 간을 한 큰 실말 - 1팩(50g), 생강 - 조금

레시피
1 모로헤이야는 잎 부분을 떼어낸다.
2 손질한 모로헤이야와 준비한 실말과 생강을 믹서에 넣고 간다.

1일 1잔 공복 효소주스
SKIN CARE 41°

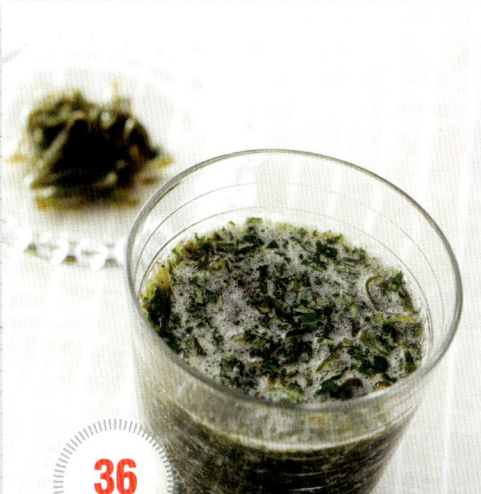

36 KCAL

MOLOKHEIYA

매끄러운 피부를 위한
건강 주스

식욕을 증진해주는 뮤신 주스는 감기 기운이 있는 아침에 마시면 좋다.

| 비타민 A | 비타민 C | 비타민 E |

재료
모로헤이야 - 1개, 미역귀 - 70g,
흑초 - 2큰술, 물 - 100ml,
올리고당 - 조금, 소금 - 적당량

레시피
1 미역귀는 물에 씻고 모로헤이야는 잎 부분을 떼어낸다.
2 손질한 1과 흑초, 물, 올리고당, 소금을 믹서에 넣고 간다.
* 마시기 힘들 경우에는 물을 더 넣는다.

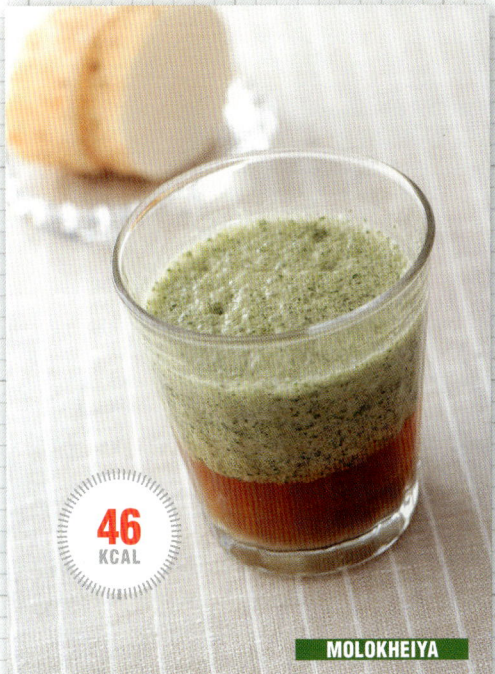

46 KCAL

MOLOKHEIYA

꿀 피부를 위한
참마 주스

혈액순환 촉진 주스로, 신진대사를 촉진하는 참마가 꿀 피부로 가꿔준다.

| 비타민 A | 비타민 C | 비타민 E |

재료
모로헤이야 - 1개, 참마 - 50g,
육수 - 100ml, 매실장아찌(소) - 1개

레시피
1 모로헤이야는 잎 부분을 떼어내고 참마는 껍질을 벗겨 한입 크기로 자른다.
2 손질한 모로헤이야, 참마와 육수, 매실장아찌를 믹서에 넣고 간다.

> **MEMO**
> **모로헤이야_** 점성이 있는 식감이 특징이다. 왕가의 채소라 불리며 베타카로틴, 비타민 B₁·B₂·C, 칼슘, 칼륨, 철분, 식이섬유 등 다양한 영양 성분을 균형 좋게 포함하고 있다.

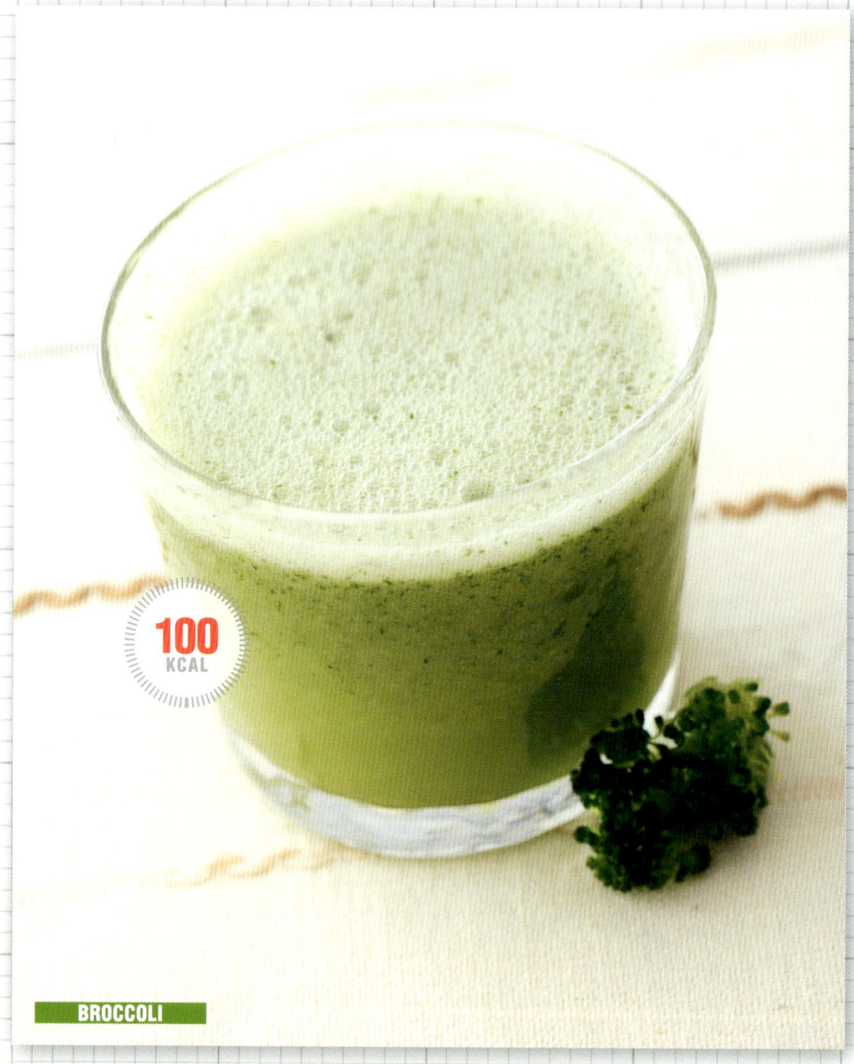

BROCCOLI

피부 노화를 방지하는
브로콜리 주스

톡톡 씹히는 느낌이 즐거운 시트러스향 주스로, 샐러드 느낌을 맛 볼 수 있다.

비타민 C   비타민 E   비타민 A

재료
브로콜리 - 4송이, 자몽 - 1개

레시피
1 자몽은 스퀴저로 짜고 브로콜리는 한입 크기로 자른다.
2 스퀴저로 짠 자몽즙과 손질한 브로콜리를 믹서에 넣고 간다.

{ MEMO
브로콜리_ 선명한 녹색과 싱싱한 식감이 특징이다. 피부의 노화를 막고 피부 세포를 활성화하는 비타민 A, 비타민 C, 칼륨, 식이섬유 등을 많이 함유한 영양의 보고이다. }

1일 1잔 공복 효소주스
SKIN CARE

43

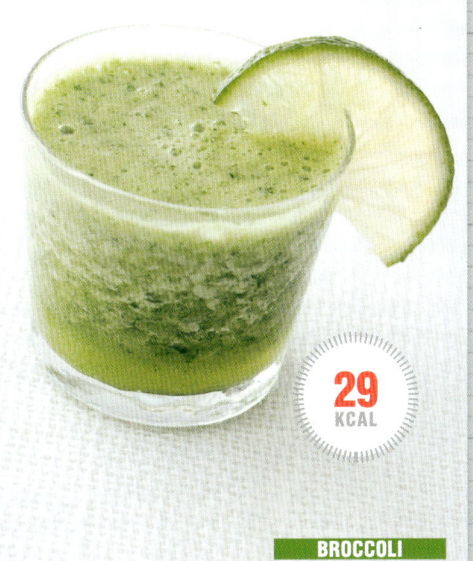

29 KCAL

BROCCOLI

잔주름을 방지하는
파슬 파인

파슬리와 파인애플은 의외의 명콤비다.
라임향까지 3단계의 맛을 느낄 수 있다.

`비타민 C` `비타민 A` `식이섬유`

재료
파슬리 - 1개, 파인애플 - 50g,
물 - 50ml, 라임즙 - 1작은술

레시피
1 파슬리는 잎 부분을 떼어내고 파인애플은
  껍질을 벗겨 한입 크기로 자른다.
2 손질한 파슬리, 파인애플과 물, 라임즙을
  믹서에 넣고 간다.
* 마시기 힘들 경우에는 물을 더 넣는다.

MEMO
파슬리_ 상쾌한 향과 쌉싸래한 맛이 특징이다. 베타카로틴, 비타민 C, 비타민 K, 철분을 많이 함유하고 있어 피부를 활성화시키고 탄력 있는 피부로 가꿔준다. 특유의 향기는 피넨, 아피올(apiol) 때문이다.

촉촉한 피부를 만드는
파슬리에

피부를 촉촉하게 만드는 달콤 쌉싸래한 주스로,
한 잔만 마셔도 파슬리 한 개분의 영양을
충분히 섭취할 수 있다.

`비타민 A` `비타민 C`

재료
파슬리 - 1개, 알로에(통조림) - 60g,
물 - 50ml

레시피
1 파슬리는 잎 부분을 떼어낸다.
2 손질한 파슬리와 알로에, 물을 믹서에 넣고 간다.

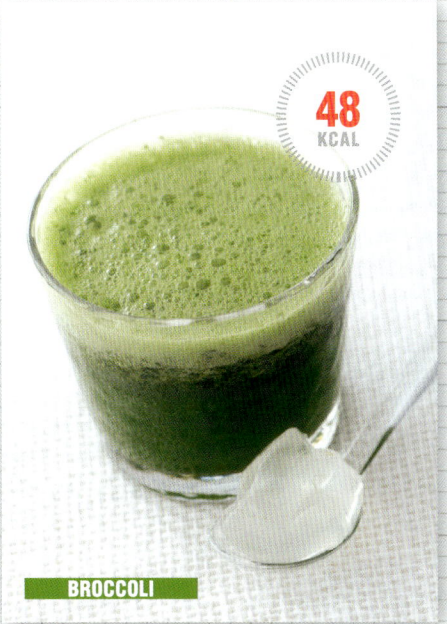

48 KCAL

BROCCOLI

Skin Care

[아보카도·누에콩·풋콩·두부] 보습과 광채

피부의 주성분인 단백질과 피부의 신진대사를 촉진하는 비타민 B군을 많이 함유하고 있다.

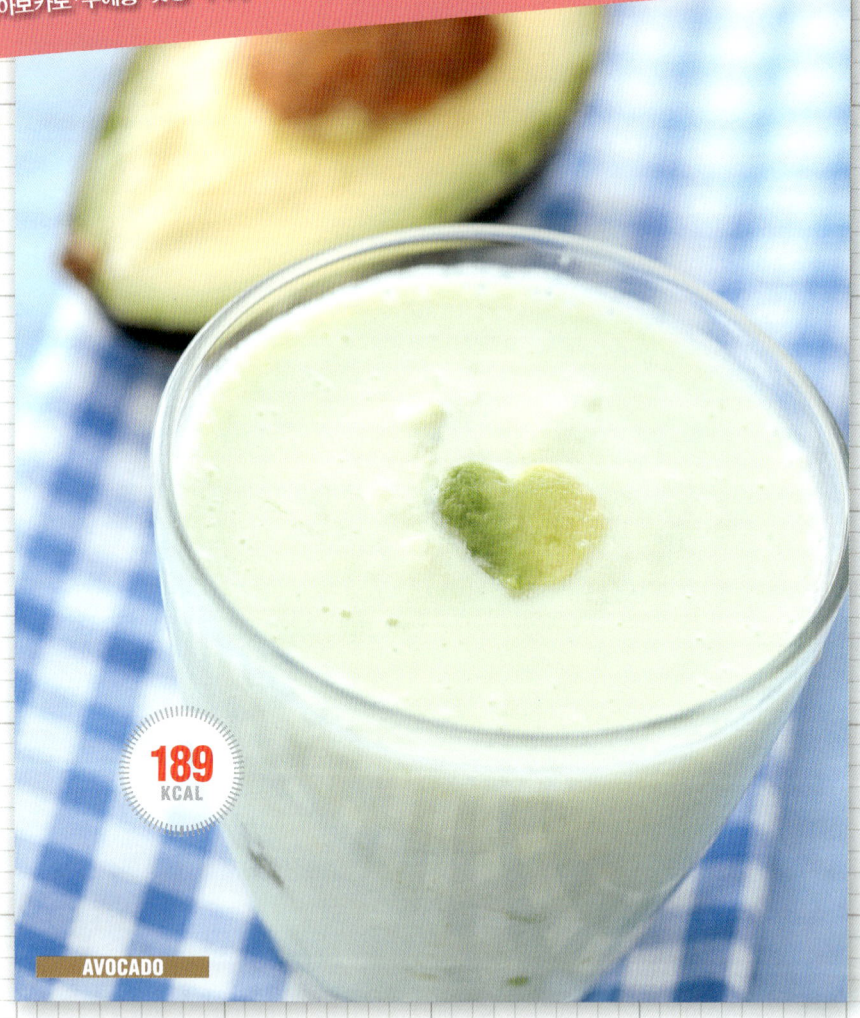

189 KCAL

AVOCADO

피부 보습력을 충전해주는

아보카도 주스

담백하게 마실 수 있는 꿀 피부 주스로, 아보카도로 보습력을 충전할 수 있다.

비타민 B_2 | 비타민 B_6 | 단백질

재료
아보카도 - 1/3개, 알로에(통조림) - 5큰술, 플레인 요구르트 - 80g

레시피
1 아보카도는 껍질을 벗겨 한입 크기로 자른다.
2 손질한 아보카도와 알로에, 플레인 요구르트를 믹서에 넣고 간다.

{ MEMO
아보카도_ 숲의 버터라고 불리며 영양가 높은 과일이다. 피부 세포의 재생을 촉진하는 비타민 B_2와 식이섬유를 균형 있게 함유하고 있다. }

1일 1잔 공복 효소주스
SKIN CARE   45º

꿀 피부로 만드는
아보카도 셰이크

영양만점의 꿀 피부 셰이크로, 바나나의 식이섬유는 장을 깨끗하게 해준다.

`비타민 B6` `비타민 B2` `단백질`

재료
아보카도 – 1/3개, 바나나(냉동) – 1/2개,
두유 – 100ml, 꿀 – 1작은술

레시피
1 아보카도는 껍질을 벗겨 한입 크기로 자른다.
2 손질한 아보카도와 바나나, 두유, 꿀을 믹서에
  넣고 간다.
* 바나나는 한입 크기로 잘라 냉동해둔다.

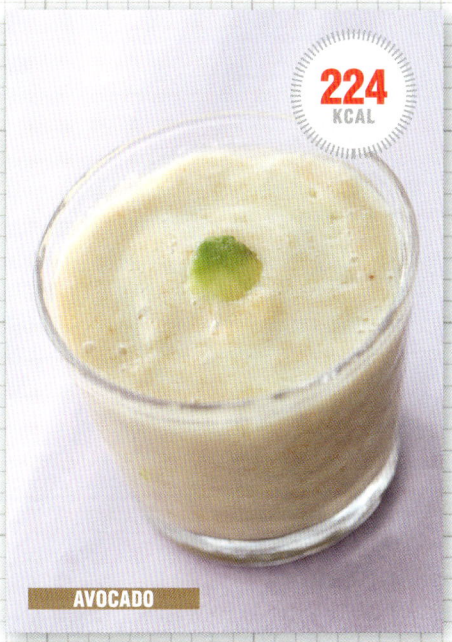

224 KCAL

AVOCADO

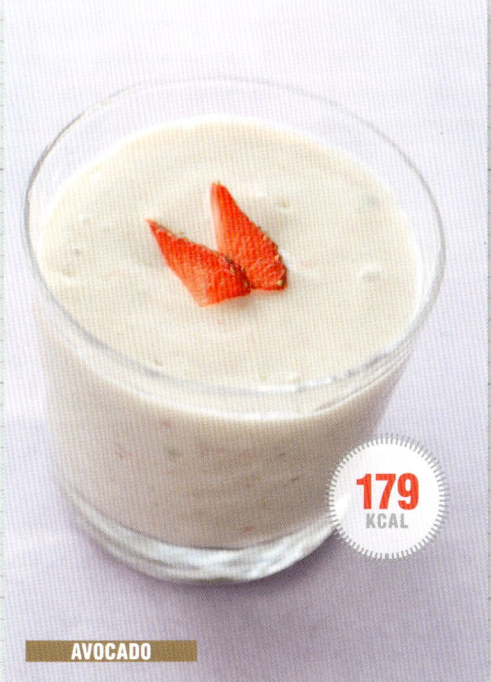

179 KCAL

AVOCADO

피부 재생을 촉진하는
화이트 셰이크

보기에도 깜찍한 딸기 셰이크이다.

`비타민 B2` `비타민 B6` `단백질`

재료
아보카도 – 1/3개, 딸기 – 3개,
우유 – 100ml

레시피
1 아보카도는 껍질을 벗겨 한입 크기로 자
  른다. 딸기는 꼭지를 딴다.
2 손질한 아보카도, 딸기와 우유를 믹서에
  넣고 간다.

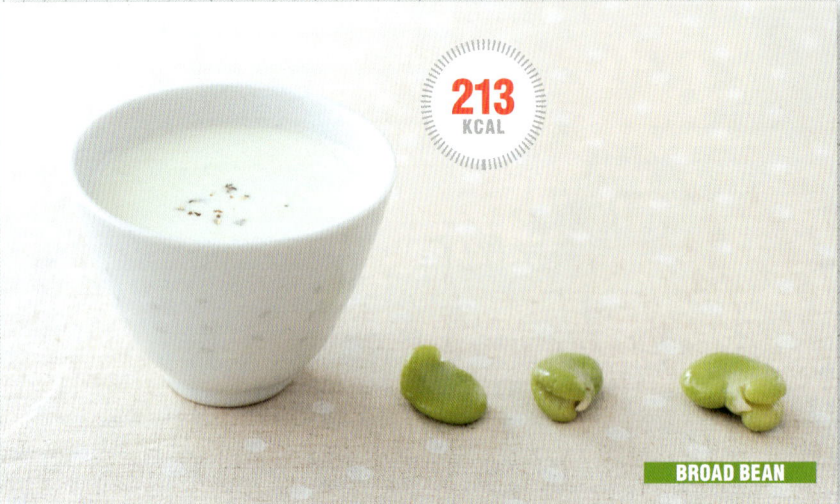

피부를 빛나게 하는
누에콩 수프

마음을 치유하는 녹색 수프로, 콩의 식감도 함께 즐겨볼 수 있다.

`비타민 B₂` `단백질` `비타민 B₁`

MEMO
누에콩_ 피부 생성에 관계 깊은 아연을 함유하는 것이 특징이다. 피부의 주성분인 단백질, 비타민 B₁·B₂, 칼륨 등도 풍부하다.

재료
누에콩 - 12알, 우유 - 150ml, 콘소메 수프 - 50ml(뜨거운 물 50ml+콘소메 수프 1/2개), 밥 - 30g

레시피
1 누에콩은 삶아서 껍질을 벗긴다.
2 손질한 누에콩과 우유, 콘소메 수프, 밥을 믹서에 넣고 간다.

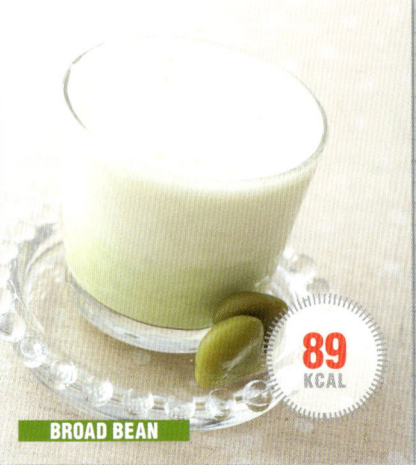

든든하고 고소한
누에콩 포타주

부드러운 맛의 일본풍 포타주로, 소금을 살짝 가미하면 맛을 한층 업그레이드 할 수 있다.
* 포타주 : 수프의 한 종류. 걸쭉한 수프

`단백질` `비타민 B₁` `철분`

재료
누에콩 - 12알, 두유 - 50ml,
육수 - 100ml, 소금 - 조금

레시피
1 누에콩은 삶아서 껍질을 벗긴다.
2 손질한 누에콩과 우유, 육수, 소금을 믹서에 넣고 간다.

1일 1잔 공복 효소주스
SKIN CARE

47

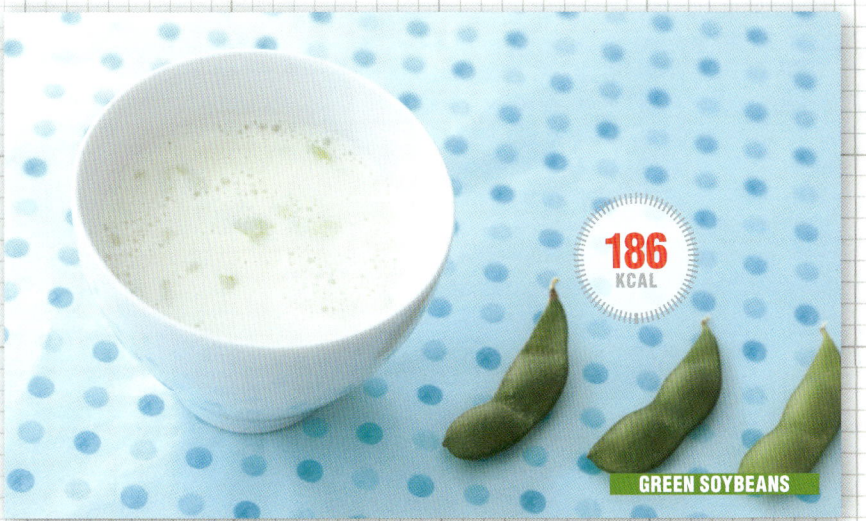

186 KCAL

GREEN SOYBEANS

광채 피부로 만드는
풋콩 밀크
에메랄드 그린의 꿀 피부 주스로, 깨의 감칠맛이 맛의 포인트이다.

`단백질` `비타민 B₂` `비타민 B₆`

{ **MEMO**
풋콩_ 피부를 건강하게 유지하는 비타민 B군 식품의 우등생이다. 특히 비타민 B₁을 다량 함유하여 당질을 에너지로 바꾸는 작용을 촉진하는 효과가 있다. }

재료
풋콩 − 30알, 우유 − 150ml, 깨 가루 − 1작은술 * 취향에 따라 올리고당 첨가

레시피
1 풋콩은 삶아서 깍지를 벗긴다.
2 손질한 풋콩과 우유, 깨 가루를 믹서에 넣고 간다.

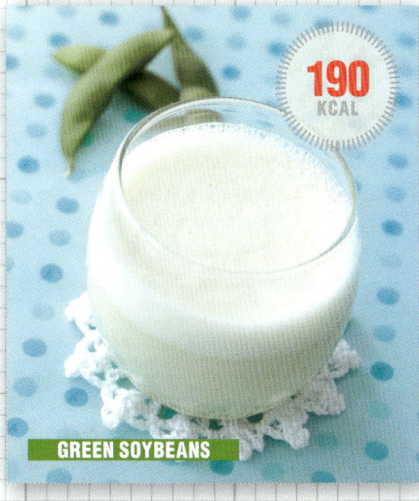

190 KCAL

GREEN SOYBEANS

필수 아미노산이 풍부한
빈스 드림
콩콩 형제의 에너지 주스로, 필수 아미노산을 듬뿍 섭취할 수 있다.

`비타민 B₁` `단백질` `비타민 B₆`

재료
풋콩 − 30알, 두유 − 150ml, 꿀 − 2작은술

레시피
1 풋콩은 삶아서 깍지를 벗긴다.
2 손질한 풋콩과 두유, 꿀을 믹서에 넣고 간다.

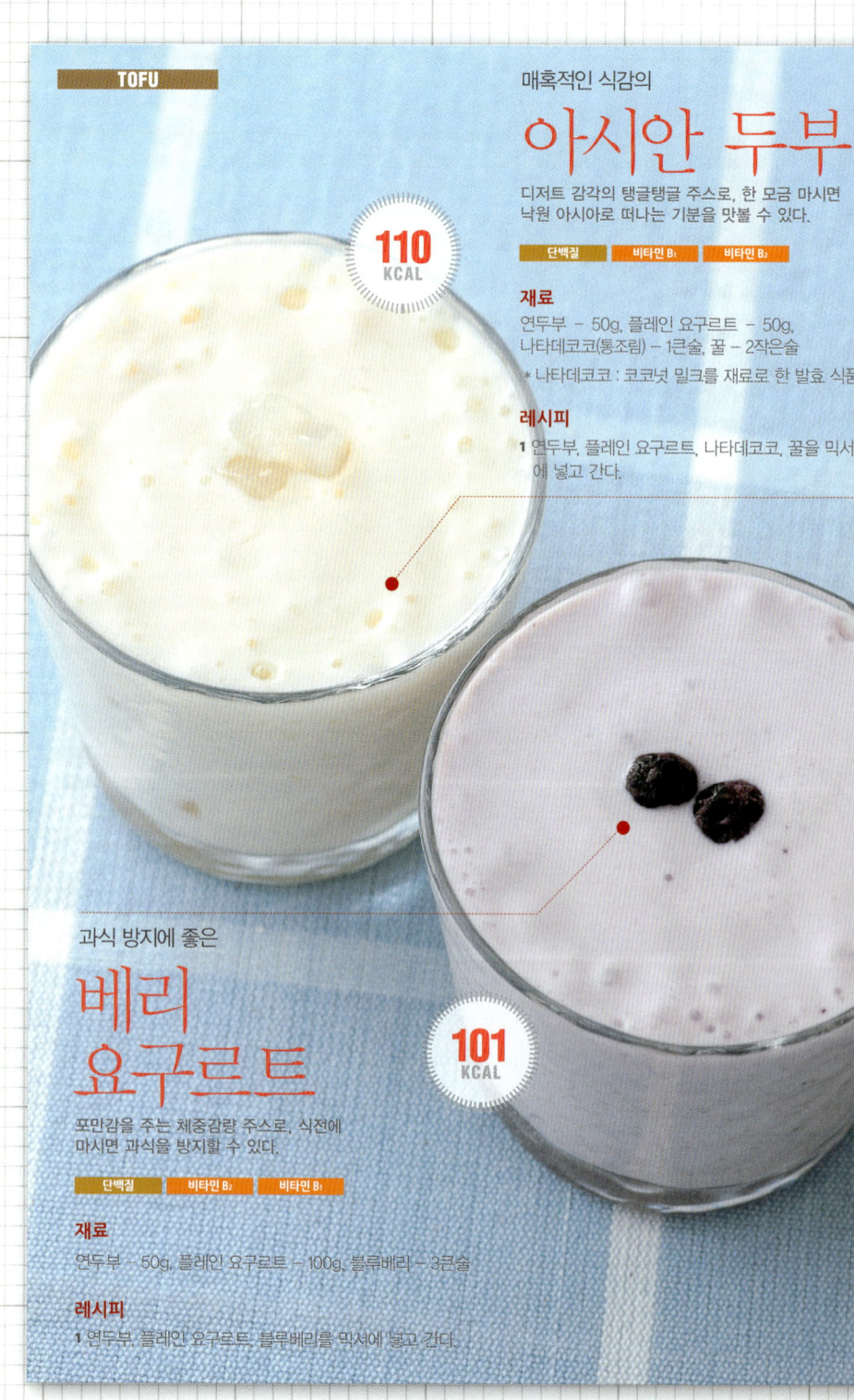

TOFU

매혹적인 식감의
아시안 두부

디저트 감각의 탱글탱글 주스로, 한 모금 마시면 낙원 아시아로 떠나는 기분을 맛볼 수 있다.

| 단백질 | 비타민 B$_1$ | 비타민 B$_2$ |

재료
연두부 - 50g, 플레인 요구르트 - 50g, 나타데코코(통조림) - 1큰술, 꿀 - 2작은술

*나타데코코 : 코코넛 밀크를 재료로 한 발효 식품

레시피
1 연두부, 플레인 요구르트, 나타데코코, 꿀을 믹서에 넣고 간다.

110 KCAL

과식 방지에 좋은
베리 요구르트

포만감을 주는 체중감량 주스로, 식전에 마시면 과식을 방지할 수 있다.

| 단백질 | 비타민 B$_2$ | 비타민 B$_1$ |

재료
연두부 - 50g, 플레인 요구르트 - 100g, 블루베리 - 3큰술

레시피
1 연두부, 플레인 요구르트, 블루베리를 믹서에 넣고 간다.

101 KCAL

1일 1잔 공복 효소주스
SKIN CARE
49

피부를 밝게 하는
두부 시트러스

두부와 두유의 대두 주스로, 시트러스향이 나서 마시기도 쉽다.

| 단백질 | 비타민 B₁ | 비타민 B₂ |

재료
연두부 - 50g, 두유 - 50ml, 자몽 - 1개

레시피
1 자몽은 스퀴저로 짠다.
2 준비한 자몽즙과 연두부, 두유를 믹서에 넣고 간다.

142 KCAL

{ **MEMO**
두부_ 담백한 맛과 부드러운 식감이 특징이다. 우리 몸의 주성분인 단백질을 많이 함유하고 있어 피부를 매끈하게 해준다. 저칼로리로 포만감을 주기 때문에 체중감량에도 좋다. }

담백하면서도 부드러운
스위트 두부

대두의 맛있는 궁합으로 흑조청의 달콤함과 깊은 맛을 즐길 수 있다.

| 단백질 | 비타민 B₁ | 비타민 B₂ |

재료
연두부 - 50g, 우유 - 100ml, 콩가루 - 1큰술, 흑조청 - 2작은술

레시피
1 연두부, 우유, 콩가루, 흑조청을 믹서에 넣고 간다.

146 KCAL

Skin Care
[키위·콜리플라워·감]   여드름

피지를 조절하는 비타민 B군과 피부의 산화를 막는 비타민 A를 함유하고 있다.

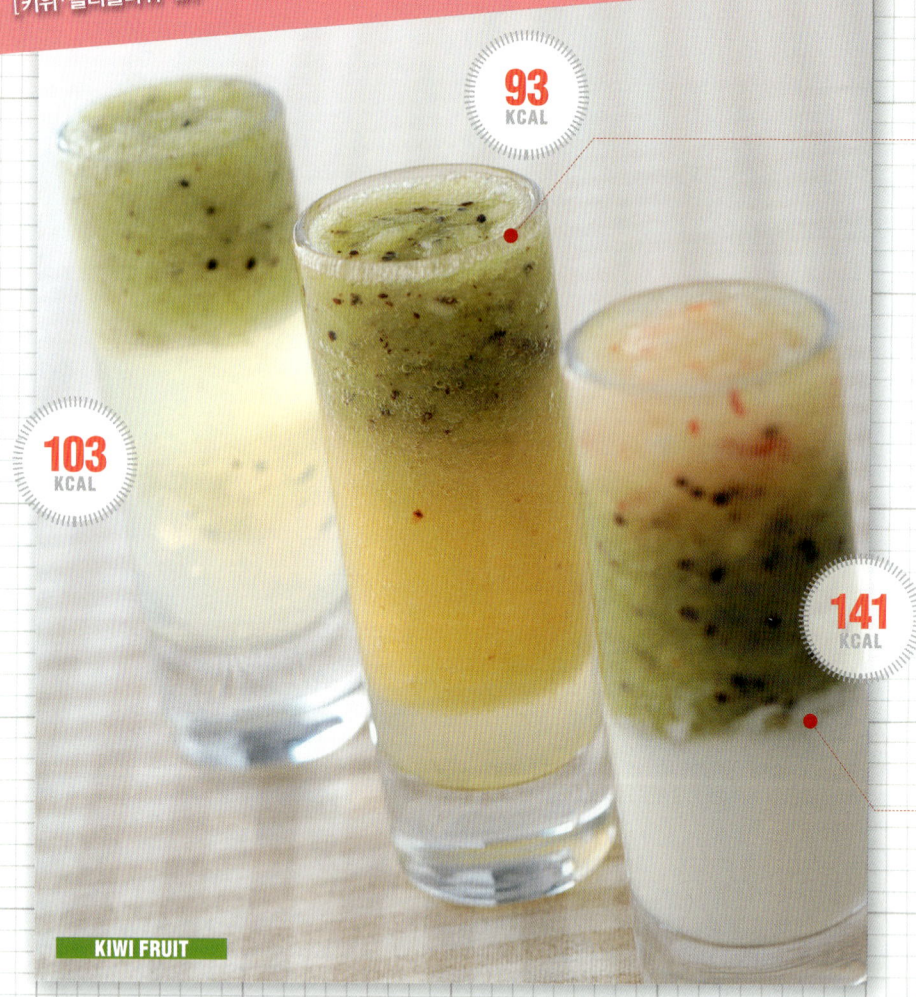

93 KCAL
103 KCAL
141 KCAL

KIWI FRUIT

몸에 활력을 주는
키위 주스

기분이 상쾌해지는 주스로, 탄산의 자극은 몸에 생기와 활기를 불어넣을 수 있다.

| 비타민 C | 식이섬유 | 비타민 B₆ |

재료
키위 – 2개, 알로에(통조림) – 2큰술, 탄산수 – 50ml *취향에 따라 꿀 첨가

레시피
1 키위는 껍질을 벗겨 한입 크기로 자른다.
2 손질한 키위와 알로에, 탄산수를 믹서에 넣고 간다.
*2층으로 만들 경우에는 키위와 알로에를 믹서로 갈아 컵에 따른 후 탄산수를 붓는다.

1일 1잔 공복 효소주스
SKIN CARE

51

비타민 C가 풍성한
키위파인

비타민 C가 가득한 꿀 피부 주스로, 새콤달콤하고 농후한 맛이 일품이다.

`비타민 C` `식이섬유` `비타민 B₆`

재료
키위 - 1개, 파인애플 - 100g, 물 - 50ml

레시피
1 키위와 파인애플은 껍질을 벗겨 한입 크기로 자른다.
2 손질한 키위, 파인애플과 물을 믹서에 넣고 간다.
* 2층으로 만들 경우에는 키위와 파인애플을 따로따로 갈아 컵에 따른다.

> **MEMO**
> 키위_ 톡톡 씹히는 독특한 식감과 새콤달콤함이 특징이다. 꿀 피부로 가꿔주는 비타민 C 함유량은 과일 중에서도 최고이다. 여드름의 원인이 되는 변비를 예방하는 식이섬유도 풍부하다.

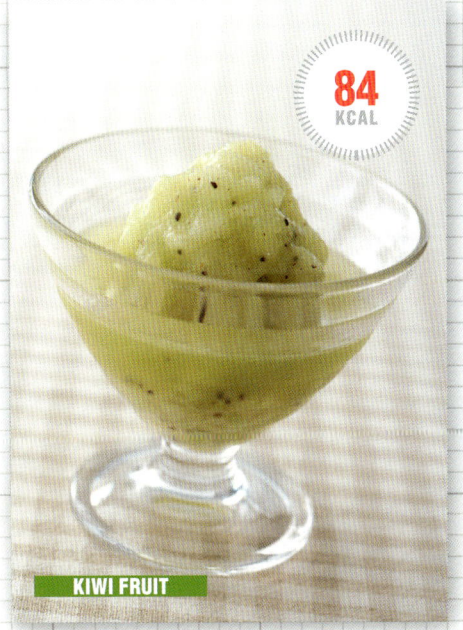

84 KCAL

KIWI FRUIT

변비 예방에 좋은
키위 요구르트

식이섬유가 들어 있어 장을 깨끗하게 해주는 주스로, 산미와 당도의 균형도 탁월하다.

`비타민 C` `식이섬유` `비타민 B₂`

재료
키위 - 1개, 플레인 요구르트 - 50g,
사과 - 1/2개, 물 - 50ml

레시피
1 키위와 사과는 껍질을 벗겨 한입 크기로 자른다.
2 손질한 키위, 사과와 플레인 요구르트, 물을 믹서에 넣고 간다.
* 3층으로 만들 경우에는 키위와 사과를 따로따로 갈아 요구르트를 넣은 컵에 따른다.

더운 여름에 잘 어울리는
키위 멜론 스무디

산뜻한 그린의 황금 커플! 더운 여름의 디저트로도 안성맞춤이다.

`비타민 C` `비타민 B₆` `비타민 E`

재료
키위(냉동) - 1개, 멜론(냉동) - 100g

레시피
1 키위, 멜론은 한입 크기로 잘라서 냉동해둔다.
2 냉동한 키위와 멜론을 믹서에 넣고 간다.

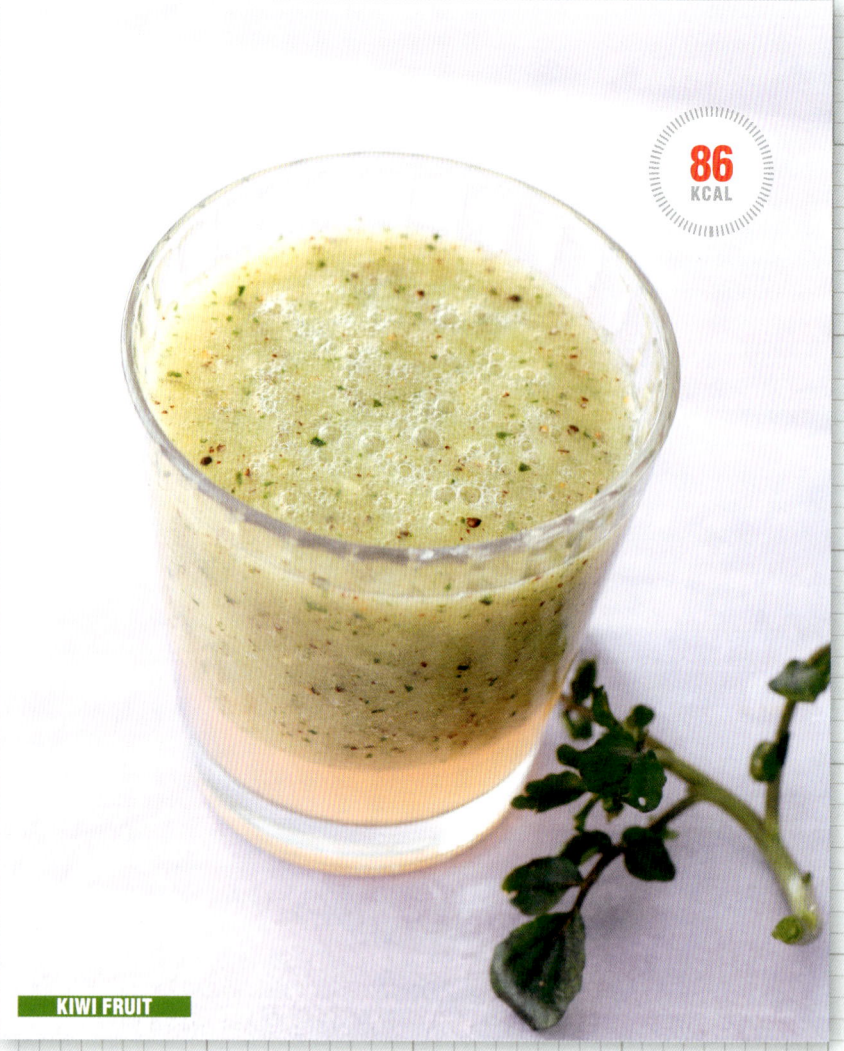

KIWI FRUIT

산뜻하게 톡 쏘는

미나리 키위 주스

톡 쏘는 미나리가 들어간 키위 주스로, 식후 입가심에 잘 어울린다.

| 비타민 C | 식이섬유 | 비타민 B6 |

재료
키위 - 2개, 미나리 - 1개, 물 - 50ml

레시피
1 키위는 껍질을 벗겨 한입 크기로 자르고 미나리는 잎 부분을 떼어낸다.
2 손질한 키위, 미나리와 물을 믹서에 넣고 간다.

1일 1잔 공복 효소주스
SKIN CARE

53 º

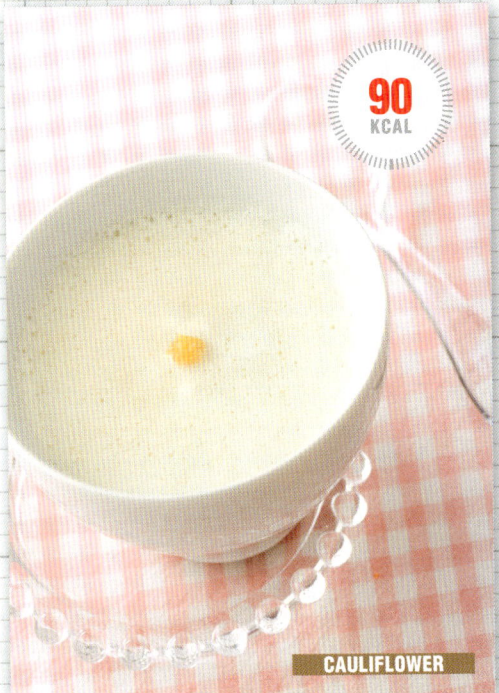

90 KCAL

CAULIFLOWER

부드러운 피부로 가꿔주는

화이트 수프

백된장과 두유로 만든 일본풍의 걸쭉한 수프로, 흑후추를 더하면 색다른 맛을 즐길 수 있다.

비타민 C | 비타민 B6 | 비타민 B1

재료
콜리플라워 – 3송이, 두유 – 100ml,
백된장 – 1작은술, 흑후추 – 조금

레시피
1 콜리플라워는 전자레인지로 가열해서 익힌다.
2 익힌 콜리플라워와 두유, 백된장, 흑후추를 믹서에 넣고 간다.

> **MEMO**
> **콜리플라워_** 유백색의 색상과 담백한 맛이 특징이다. 브로콜리의 일종으로 비타민 C는 세포 사이의 접착제 역할을 하는 콜라겐의 생성을 촉진하여 부드러운 피부로 가꿔준다.

마음을 행복하게 하는

흰 채소 수프

마음을 치유하는 화이트 수프를 한 모금 마시면 행복해진다.

비타민 C | 비타민 B6 | 비타민 B1

재료
콜리플라워 – 3송이, 감자 – 1/4개,
양파 – 1/8개, 두유 – 150ml,
콘소메 수프 – 70ml
(뜨거운 물 70ml+콘소메 수프 1/2개)

레시피
1 콜리플라워, 껍질을 벗긴 감자, 양파는 한입 크기로 잘라 전자레인지로 익힌다.
2 익힌 콜리플라워, 감자, 양파와 두유, 콘소메 수프를 믹서에 넣고 간다.

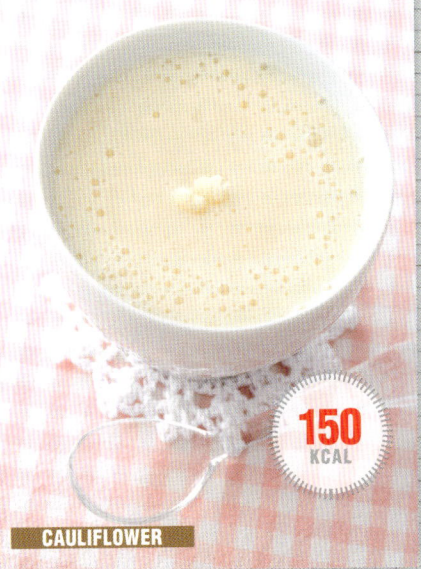

150 KCAL

CAULIFLOWER

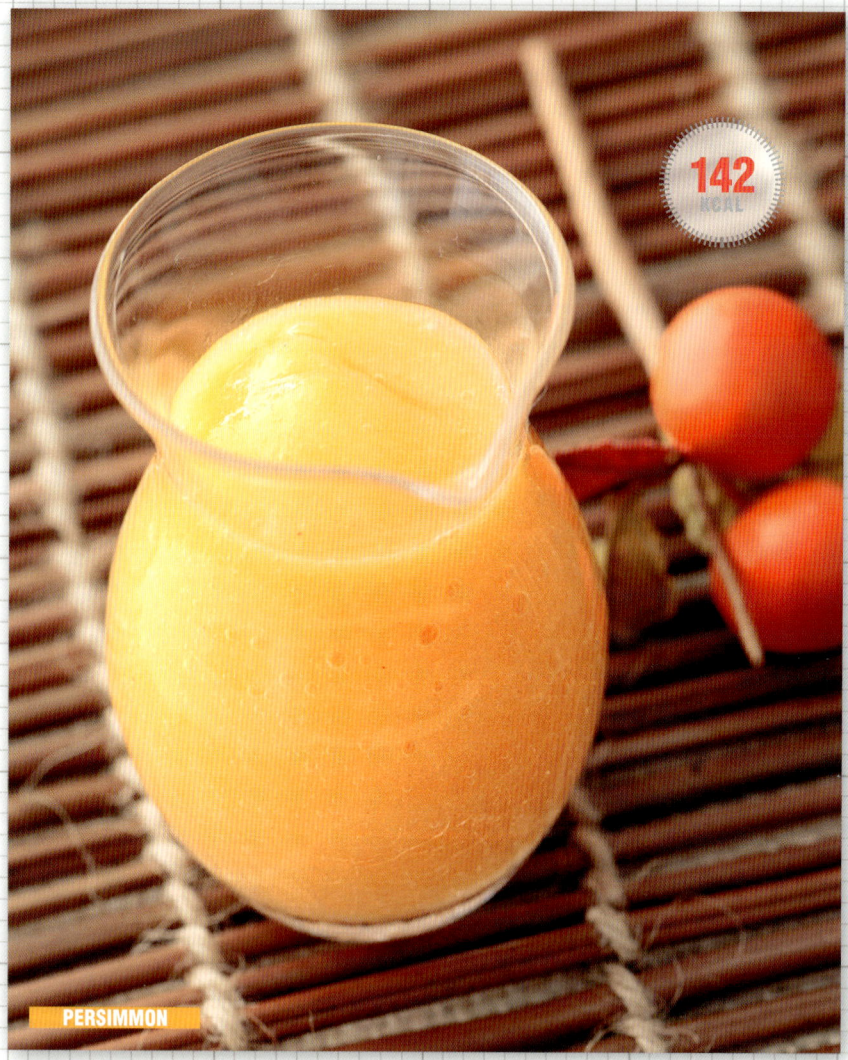

피지를 조절해주는
감&귤 주스

계절감을 느낄 수 있는 오렌지색 주스로, 제철 과일의 깊은 맛을 느낄 수 있다.

| 비타민 C | 비타민 B₆ | 비타민 B₁ |

재료
감 - 1개, 귤 - 1개

레시피
1 감은 껍질을 벗겨 한입 크기로 자른다. 귤은 껍질을 벗긴다.
2 손질한 감과 귤을 믹서에 넣고 간다.

1일 1잔 공복 효소주스
SKIN CARE

피부 미용에 좋은
감 주스

산뜻하고 달콤한 감 주스로, 배와의 절묘한 하모니를 음미할 수 있다.

`비타민 C` `식이섬유` `비타민 B6`

재료
감 – 1개, 배 – 1/2개, 물 – 50ml

레시피
1 감과 배는 껍질을 벗겨 한입 크기로 자른다.
2 손질한 감, 배와 물을 믹서에 넣고 간다.

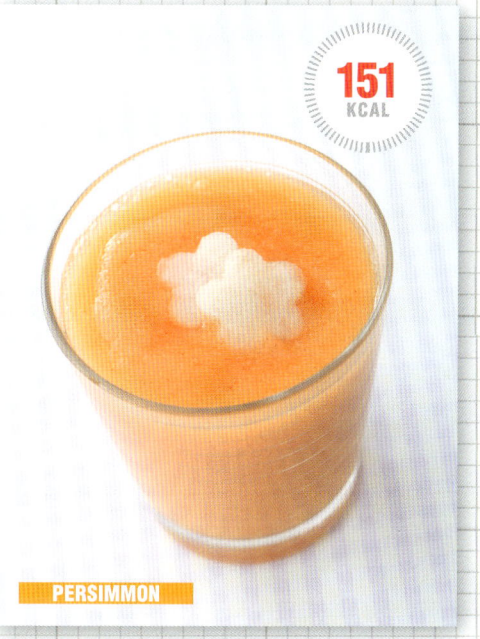

151 KCAL

PERSIMMON

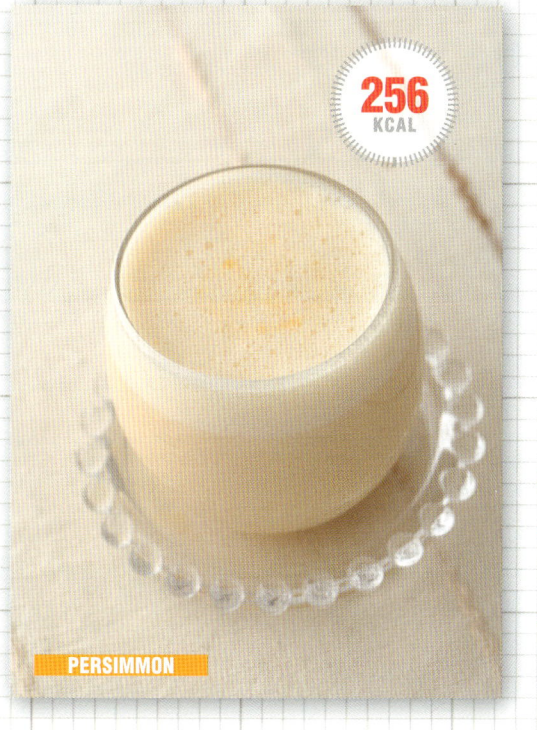

256 KCAL

PERSIMMON

> **MEMO**
> 감_ 주스에 걸쭉한 식감과 달콤함을 더한다. 과산화지질의 생성을 억제하는 비타민 C를 많이 함유하고 있어 피부 미용에 효과가 좋다.

스트레스를 풀어주는
감 셰이크

자연의 달콤함을 가진 밀크셰이크로, 우유의 치유 효과가 스트레스를 풀어준다.

`비타민 C` `비타민 B2` `비타민 B6`

재료
감 – 1개, 우유 – 100ml, 난황 – 1개

레시피
1 감은 껍질을 벗겨 한입 크기로 자른다.
2 손질한 감과 우유, 난황을 믹서에 넣고 간다.

Eye Care

[블루베리·검은콩] 눈의 피로 회복

눈의 피로 회복에 효과적인 안토시아닌과 자외선으로부터 눈을 보호하는 비타민 A를 다량 함유하고 있다.

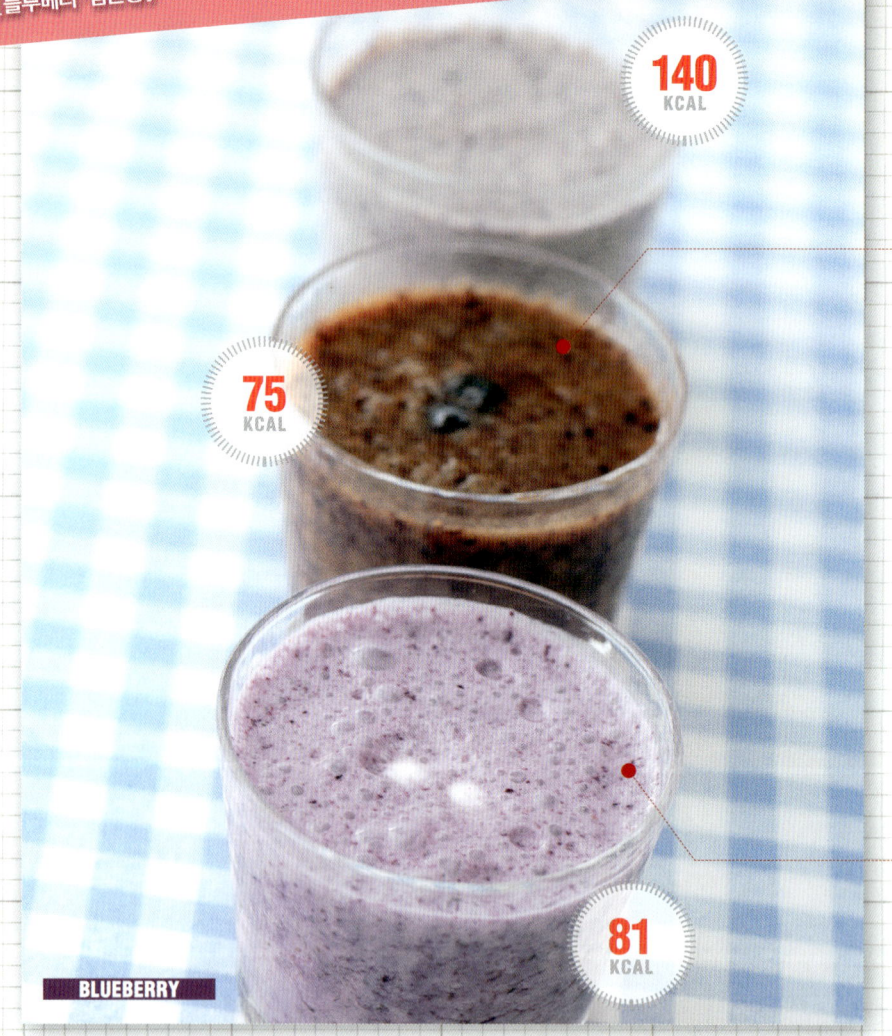

140 KCAL
75 KCAL
81 KCAL
BLUEBERRY

눈을 보호하는

블루베리 밀크

새콤달콤한 블루베리 밀크로, 카시스향으로 기분까지 상쾌해진다.

칼슘 비타민 B₂ 비타민 A

재료
블루베리 - 4큰술, 우유 - 150ml, 카시스 시럽 - 1작은술

레시피
1 블루베리, 우유, 카시스 시럽을 믹서에 넣고 간다.

1일 1잔 공복 효소주스
EYE CARE
57°

눈의 피로를 풀어주는
자색 과일 주스

예쁜 자색 주스로 피로한 눈을 부드럽게 해준다.

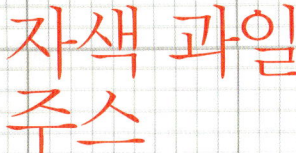

재료
블루베리 – 1큰술, 포도(피오네) – 100g, 레몬즙 – 1작은술, 물 – 30ml

레시피
1 포도는 반으로 갈라 씨를 제거한다.
2 손질한 포도와 블루베리, 레몬즙, 물을 믹서에 넣고 간다.

> **MEMO**
> 블루베리_보랏빛 색상과 시큼달콤함이 특징이다. 눈에 좋은 안토시아닌을 함유하고 있어 눈의 피로 회복에 효과적이다. 또한 노화방지와 시력 개선에도 뛰어난 작용을 한다.

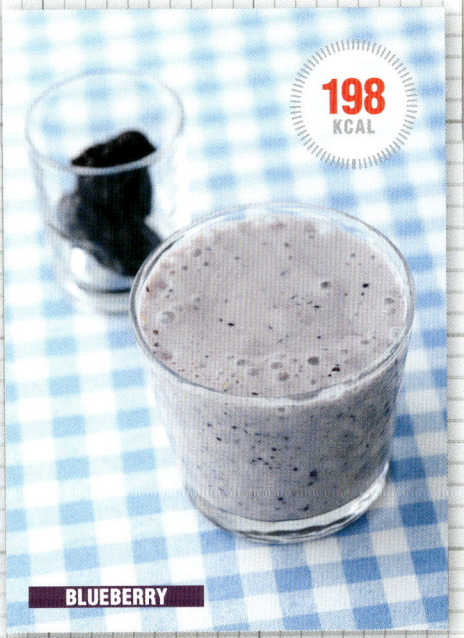

198 KCAL

BLUEBERRY

시력을 좋게 하는
베리 스무디

걸쭉한 목 넘김이 아침잠을 부드럽게 깨운다.

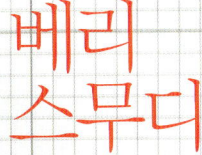

재료
블루베리(냉동) – 4큰술, 우유 – 50ml, 플레인 요구르트 – 50g

레시피
1 냉동한 블루베리, 우유, 플레인 요구르트를 믹서에 넣고 간다.

지친 눈을 생기 있게 하는
블루베리 셰이크

아이들도 좋아하는 블루베리 셰이크! 지친 눈이 서서히 회복되는 것을 느낄 수 있다.

재료
블루베리 – 4큰술, 난황 – 1개, 우유 – 150ml
*취향에 따라 꿀 첨가

레시피
1 블루베리, 난황, 우유를 믹서에 넣고 간다.

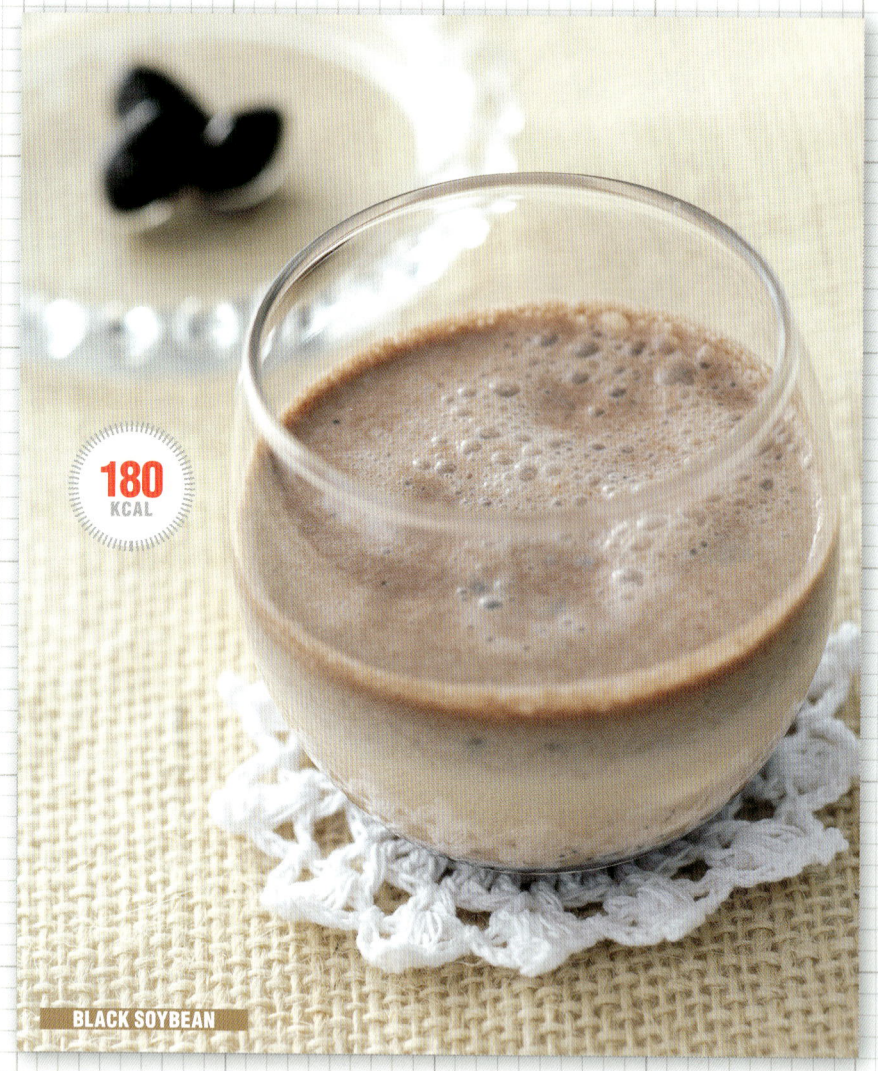

미네랄이 가득한
일본풍 코코아

코코아와 검은콩의 쌉싸래한 부드러움이 특징이다. 미네랄이 풍부하여 뼈를 튼튼하게 해준다.

| 칼슘 | 비타민 B₂ | 철분 |

재료
삶은 검은콩 – 2큰술, 우유 – 150ml, 코코아 – 1큰술

레시피
1 삶은 검은콩과 우유, 코코아를 믹서에 넣고 간다.

1일 1잔 공복 효소주스
EYE CARE 59

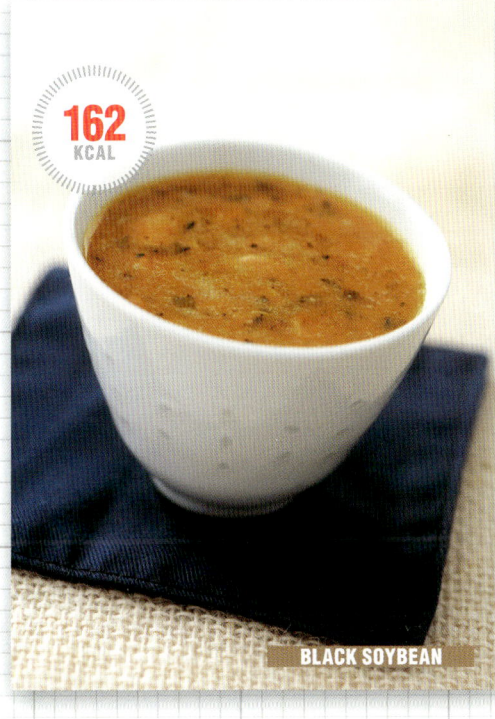

162 KCAL

BLACK SOYBEAN

멀티 파워
비타민 주스

호랑이 색깔의 비타민 주스로, 검은콩과 호박은 잘 어울리는 조합이다.

`비타민 A`　`비타민 C`　`비타민 E`

재료
삶은 검은콩 – 2큰술,
깍둑썰기한 단호박(냉동) – 5개, 물 – 100ml

레시피
1 단호박은 얼려서 껍질을 벗겨 깍둑썰기 한다.
2 손질한 단호박과 삶은 검은콩, 물을 믹서에 넣고 간다.

＊ 단호박을 생으로 사용할 경우에는 한입 크기로 잘라 전자레인지로 가열해서 부드럽게 만든 후 껍질을 벗긴다.

{ **MEMO**
검은콩_ 부드러운 식감과 품격 있는 단맛이 특징이며, 껍질의 색소에는 안토시아닌이 함유되어 있다. 다채로운 기능의 멀티 파워 재료로 항산화 효과가 있으며 시력 회복에도 효과적이다. }

단맛이 부드러운
검은콩 우롱 주스

우롱차 맛의 검은콩 주스로, 은은한 단맛이 부드럽게 목을 타고 내려간다.

`단백질`　`철분`　`식이섬유`

재료
삶은 검은콩 – 3큰술, 우롱차 – 200ml

레시피
1 삶은 검은콩과 우롱차를 믹서에 넣고 간다.

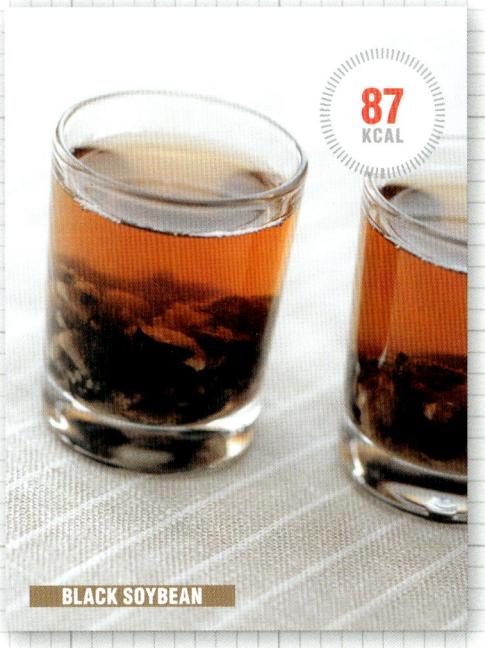

87 KCAL

BLACK SOYBEAN

Nail Care
[아몬드]

손톱 갈라짐·
변색·손거스러미

피부와 손톱의 세포 재생을 촉진하는
비타민 B₂를 함유하고 있다.

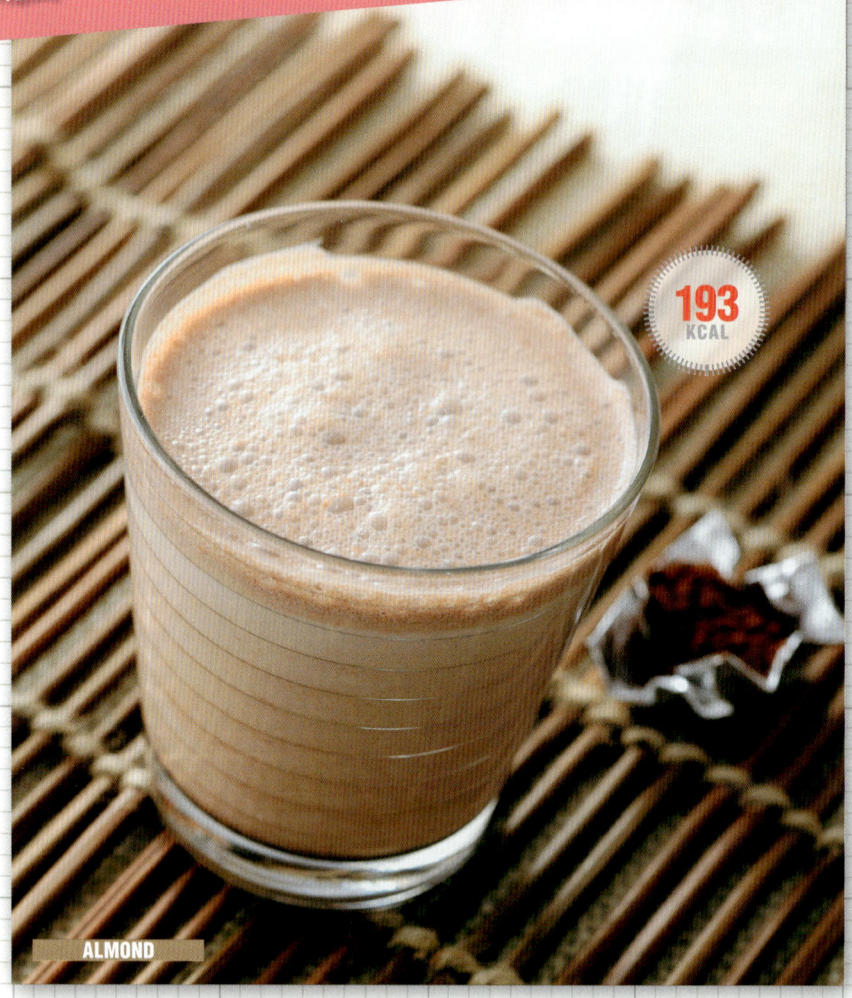

193 KCAL

ALMOND

손톱을 윤기 있게 하는
아몬드 밀크

아몬드 풍미의 밀크 코코아로 은은하게 달콤하고 고소하다.

| 비타민 B₂ | 칼슘 | 비타민 E |

재료
아몬드 – 4알, 코코아 – 1큰술, 우유 – 200ml

레시피
1 아몬드는 잘게 부순다.
2 부순 아몬드와 코코아, 우유를 믹서에 넣고 간다.

MEMO
아몬드_ 우리 몸에 필요한 미네랄과 비타민을 균형 좋게 함유한 영양식품이다. 세포의 노화를 예방하고 혈액순환을 개선하는 비타민 E의 함유율도 높다.

1일 1잔 공복 효소주스
NAIL CARE

손톱을 건강하게 하는
아몬드 소이

비타민 효과로 혈액순환을 개선한다.
아침에 마시면 좋은 스태미나 드링크이다.

| 비타민 E | 철분 | 비타민 B₂ |

재료
아몬드 – 4알, 바나나 – 1/3개,
두유 – 100ml, 계피가루 – 조금

레시피
1 아몬드는 잘게 부순다. 바나나는 껍질을 벗겨 한입 크기로 자른다.
2 손질한 아몬드, 바나나와 우유, 계피가루를 믹서에 넣고 간다.

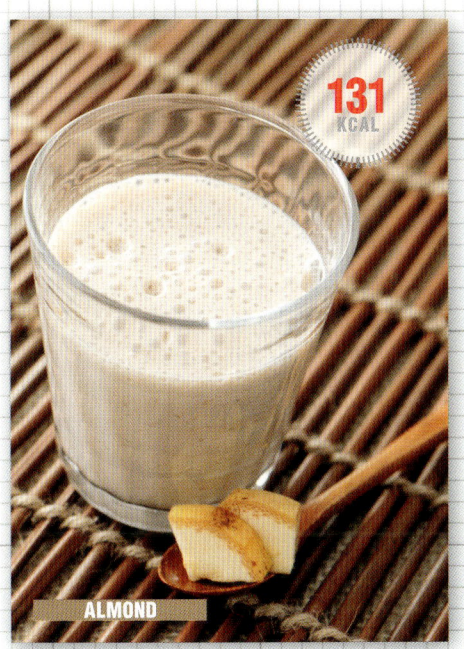

131 KCAL

ALMOND

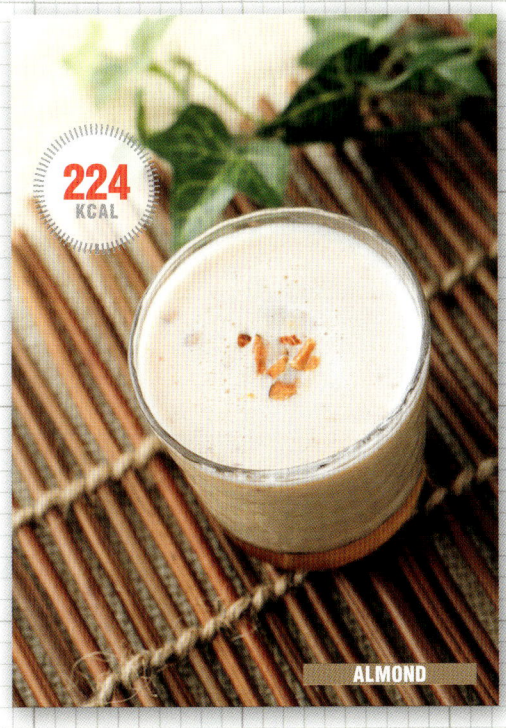

224 KCAL

ALMOND

손톱 보호에 좋은
메이플 소이

메이플 풍미의 아몬드 두유로, 겨울에
따뜻하게 마시면 더욱 좋다.

| 칼륨 | 비타민 B₁ | 비타민 B₂ |

재료
아몬드 – 4알, 두유 – 200ml,
메이플 시럽 – 1큰술

레시피
1 아몬드는 잘게 부순다.
2 부순 아몬드와 두유, 메이플 시럽을 믹서에 넣고 간다.

Hair Care

[김] 부드럽고 윤기있는 머릿결

머리카락의 발육을 촉진하는 비타민과 미네랄, 머리카락의 주성분인 단백질을 함유하고 있다.

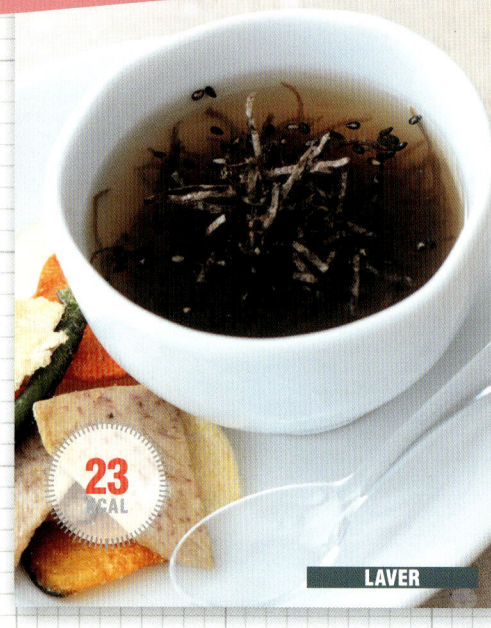

23 KCAL

LAVER

머릿결을 윤기 있게 하는
중국풍 블랙 수프

비타민이 가득한 큰실말 수프로, 다양한 채소를 곁들이면 영양만점 수프가 된다.

`비타민 B₁₂` `비타민 A` `비타민 B₆`

재료
자른 김 - 4큰술, 큰실말 - 20g, 볶은 검은깨 - 1작은술, 닭 육수 - 200ml(뜨거운 물 200ml+닭 육수 가루 1/2작은술), 간장 - 조금, 소금 - 조금. *큰실말 : 해초의 일종

레시피
1 큰실말은 물로 씻는다.
2 닭 육수가 담긴 그릇에 씻은 큰실말, 자른 김, 볶음 검은깨, 간장, 소금을 넣고 휘젓는다.

{ MEMO }
김_ 독특한 향과 맛이 특징이다. 베타카로틴, 비타민 B₂, 칼륨, 철분 등 비타민과 미네랄, 식이섬유를 골고루 많이 함유하고 있다.

손쉽게 만들어 먹을 수 있는
일본풍 블랙 수프

김의 향이 식욕을 돋우는 수프로, 매실장아찌의 은은하고 맛깔스러운 숨은 맛을 느낄 수 있다.

`비타민 B₁₂` `비타민 A` `비타민 B₆`

재료
자른 김 - 4큰술, 육수 - 200ml, 매실장아찌(소, 다진 매실도 가능) - 1개, 다시마차 - 1작은술

레시피
1 육수가 담긴 그릇에 자른 김, 매실장아찌, 다시마차를 넣고 휘젓는다.

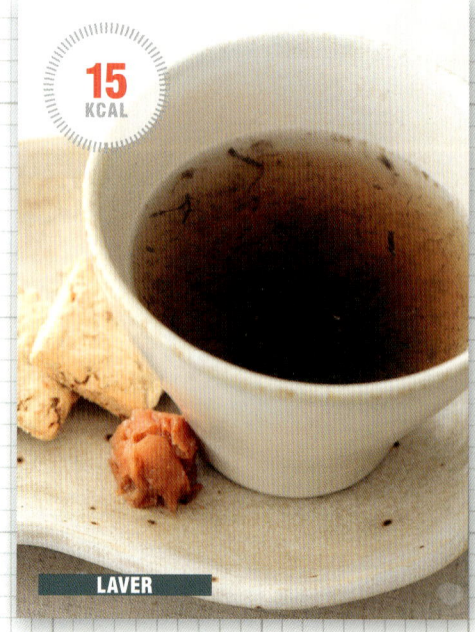

15 KCAL

LAVER

chapter 2

마음을 힐링시켜 주는 주스

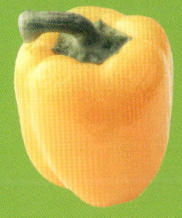

기분을 상쾌하게 하는 레시피

짜증날 때, 우울할 때, 잠들지 못할 때는
몸뿐만 아니라 마음에도 부담이 간다.
그럴 때 기분전환 리프레시 주스나 힐링 주스로
심신에 휴식을 주자.

Mental Care … 생리 전 짜증 해소 / 우울증 해소 / 집중력 상승 /
복잡한 머릿속을 개운하게 / 숙면 / 릴랙스&힐링 / 활기부여

Mental Care

생리 전 짜증 해소

신경 흥분을 억제하는 칼슘과 짜증을 가라앉히는 비타민 B6를 함유하고 있다.

[파프리카·고구마]

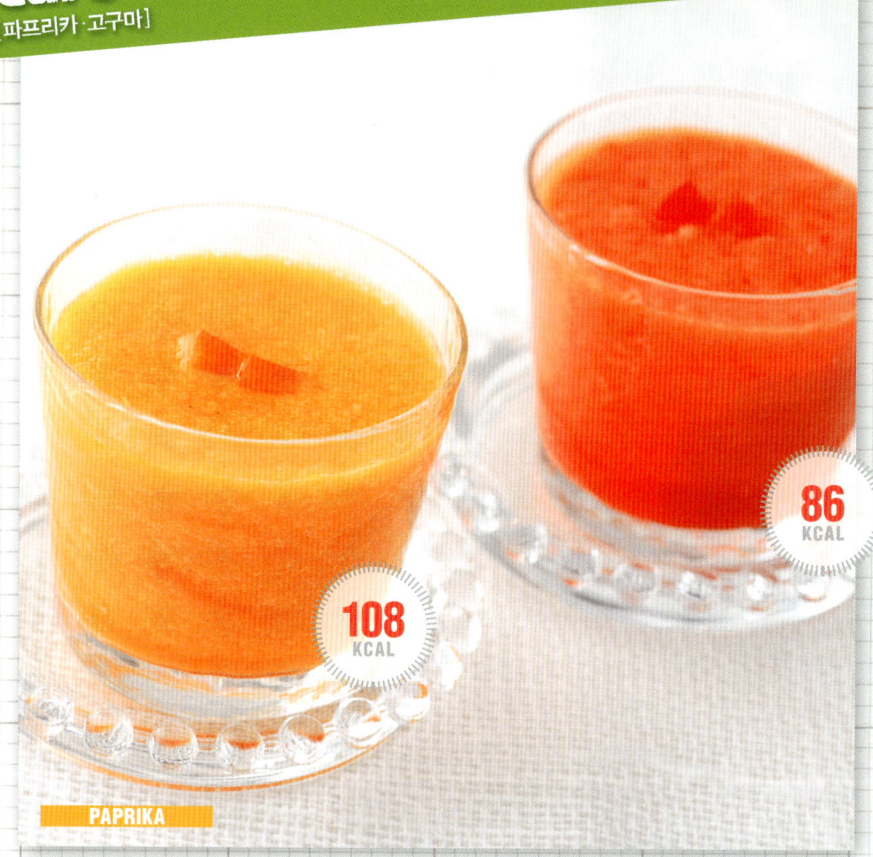

108 KCAL

86 KCAL

PAPRIKA

스트레스를 날려주는
트리플 오렌지

채소와 과일의 트리플 비타민 컬러는 생기를 되찾게 해준다.

비타민 A | 비타민 C | 비타민 B6

재료
주황 파프리카 - 1/2개, 오렌지 - 1/2개, 깍둑썰기 한 단호박(냉동) - 3개, 물 - 30ml

레시피
1 오렌지는 스퀴저로 짠다.
2 파프리카는 씨를 빼고 한입 크기로 자른다.
3 단호박은 해동해서 껍질을 벗긴다.
4 1, 2, 3을 믹서에 넣고 간다.

면역력 강화에 좋은
파프리 애플

붉은색 비타민 C 주스로, 희미하게 쌉싸래한 맛을 느낄 수 있다.

비타민 C | 비타민 E | 비타민 B6

재료
빨강 파프리카 - 1/2개, 사과 - 1/2개, 물 - 50ml

레시피
1 파프리카는 씨를 빼고 사과는 껍질을 벗겨 한입 크기로 자른다.
2 손질한 파프리카, 사과와 물을 믹서에 넣고 간다.

1일 1잔 공복 효소주스
MENTAL CARE

65

비타민 충전제
트리플 옐로

건강 컬러인 노란색 주스로, 눈부터 영양을 충전시켜 준다.

`비타민 C` `비타민 B6` `칼슘`

재료
노랑 파프리카 - 1/2개, 파인애플 - 50g, 자몽 - 1개

레시피
1 자몽은 스퀴저로 짠다.
2 바나나는 껍질을 벗기고 파프리카는 씨를 빼서 한입 크기로 자른다.
3 자몽즙과 손질한 바나나, 파프리카를 믹서에 넣고 간다.

122 KCAL

PAPRIKA

MEMO
파프리카_ 과일 맛의 달콤함과 팝 컬러의 색상이 특징이다. 스트레스와 짜증 해소에 도움이 되는 비타민 C가 풍부하다. 면역력을 높여 감기를 예방해 주며, 여름철 더위에도 효과적이다.

심신을 힐링시키는
화이트 주스

크림색의 힐링 주스로, 부드러운 맛이 기분을 산뜻하게 해준다.

`비타민 C` `비타민 B6` `칼슘`

재료
노랑 파프리카 - 1/2개, 자몽 - 1/2개, 플레인 요구르트 - 50g

레시피
1 자몽은 스퀴저로 짠다. 파프리카는 씨를 빼서 한입 크기로 자른다.
2 자몽즙과 손질한 파프리카를 믹서에 넣고 간다.

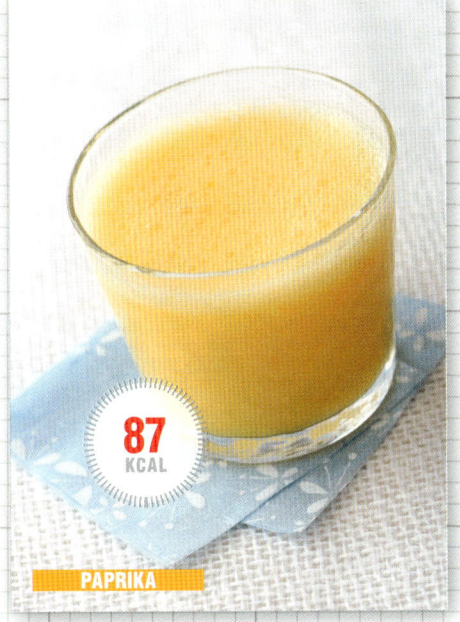

87 KCAL

PAPRIKA

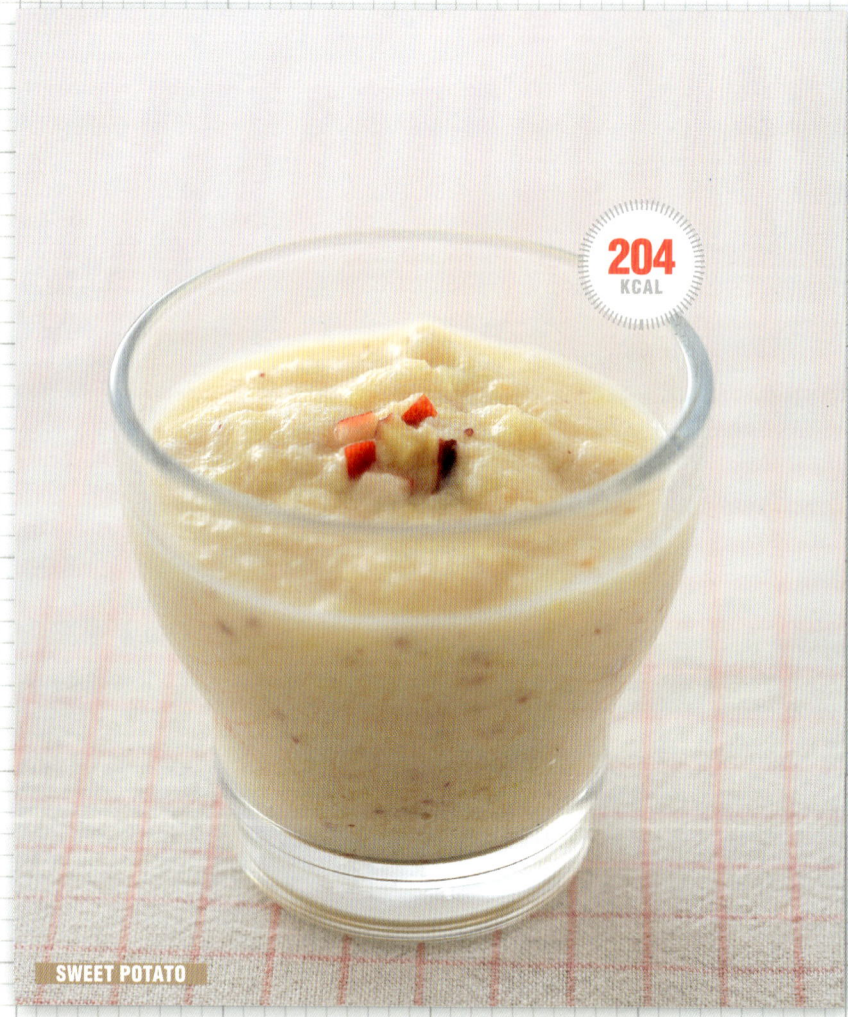

SWEET POTATO

마음을 안정시키는
스위트 포테이토

장에 부드러운 고구마와 사과로 만든 주스로, 식이섬유가 장을 말끔히 청소한다.

`칼슘`　`비타민 B₆`　`식이섬유`

재료
고구마 - 50g, 사과 - 1/2개, 우유 - 100ml

레시피
1 고구마는 한입 크기로 잘라 소량의 물로 부드럽게 삶는다.
* 고구마는 전자레인지나 찜기를 사용해서 익혀도 좋다.
2 사과는 껍질을 벗겨 한입 크기로 자른다.
3 손질한 고구마와 사과를 믹서에 넣고 간다.

MEMO
고구마_ 따끈따끈한 식감과 부드러운 단맛이 특징이다. 정신을 안정시키는 칼슘, 비타민 C, 비타민 B₆ 등 미네랄과 비타민이 골고루 들어 있다.
* 껍질의 쓴맛이 거슬리지 않는 경우에는 그대로 사용하자.

204 KCAL

1일 1잔 공복 효소주스
MENTAL CARE 67○

짜증 해소에 좋은
고구마 밀크

콩가루와 두유가 함께한 부드러운 주스로, 칼슘이 들어 있어 짜증을 해소해준다.

`비타민 B6` `칼슘` `식이섬유`

재료
고구마 – 50g, 두유 – 150ml, 콩가루 – 조금

레시피
1. 고구마는 한입 크기로 잘라 소량의 물로 부드럽게 삶는다.
2. 삶은 고구마와 두유, 콩가루를 믹서에 넣고 간다.

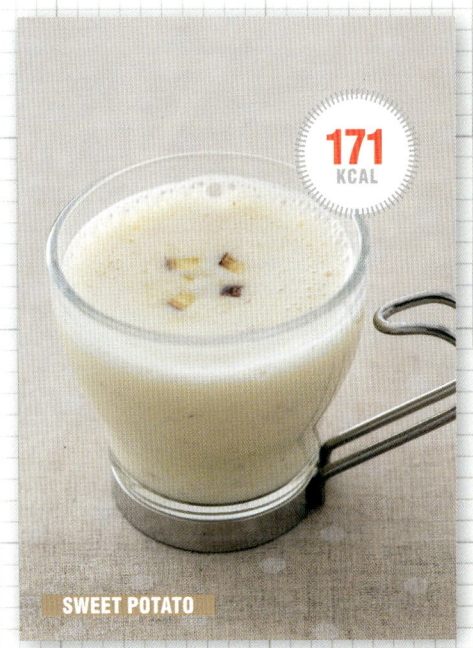

171 KCAL

SWEET POTATO

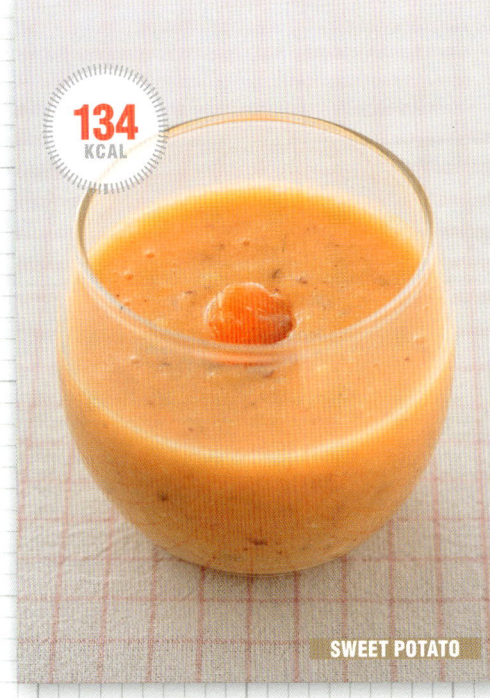

134 KCAL

마음에 평온을 주는
고구마 귤 주스

가을 고구마와 귤로 만든 주스로, 걸쭉하고 달콤하며 끝 맛은 산뜻하다.

`비타민 C` `비타민 B6` `칼슘`

재료
고구마 – 50g, 귤 – 2개

레시피
1. 고구마는 한입 크기로 잘라 소량의 물로 부드럽게 삶는다. 귤은 껍질을 벗긴다.
2. 삶은 고구마와 귤을 믹서에 넣고 간다.

SWEET POTATO

Mental Care

우울증 해소

[민트·로즈힙]

피부의 주성분인 단백질과 피부의 신진대사를 촉진하는 비타민 B군을 함유하고 있다.

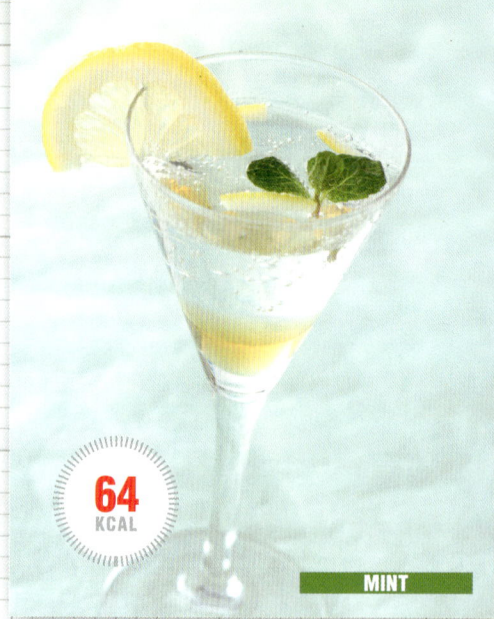

64 KCAL

MINT

리프레시

민트 사워

레몬향의 민트 사워로, 처음 느껴보는 신비로운 상쾌함을 경험할 수 있을 것이다.

재료
민트 - 3장, 생강즙 - 1큰술, 꿀 - 1큰술, 레몬 슬라이스 - 1장, 탄산수 - 적당량

레시피
1 민트, 생강즙, 꿀, 레몬 슬라이스를 컵에 넣고 섞는다.
2 1에 탄산수를 넣어 묽게 만든다.

{ **MEMO**
민트_ 산뜻한 향과 청량감을 가진 허브이다. 향 성분에는 진정작용이 있어 두뇌나 정신 피로에 효과적이다. }

마음을 진정시키는

민트 셰이크

민트의 청량감이 더해진 밀크셰이크로, 부드러운 맛에 치유된다.

| 칼슘 | 비타민A | 단백질 |

재료
민트 - 5장, 난황 - 1개, 우유 - 100ml
* 취향에 따라 올리고당 첨가

레시피
1 민트 3장, 난황, 우유를 믹서에 넣고 간다.
2 1을 컵에 따르고 남은 민트로 장식한다.

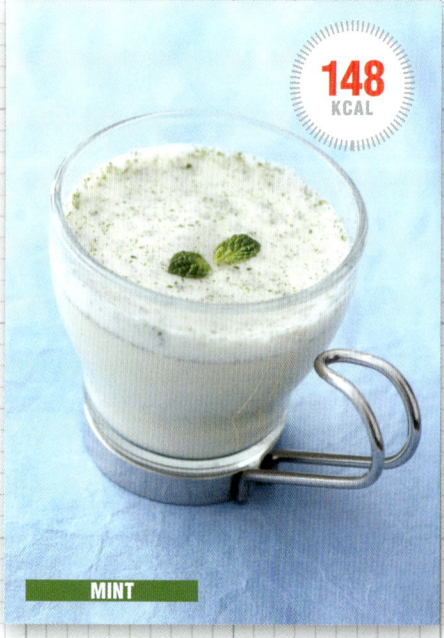

148 KCAL

MINT

1일 1잔 공복 효소주스
MENTAL CARE

69

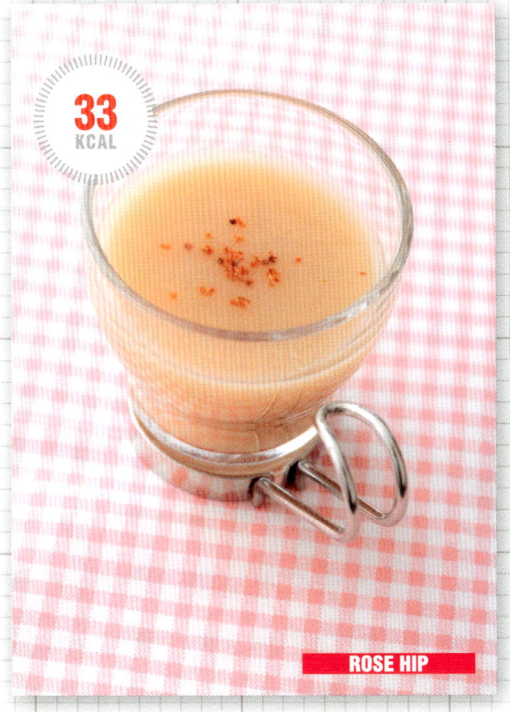

33 KCAL

ROSE HIP

휴식이 필요할 땐

쿨 하트

새콤달콤한 밀크티로, 꿀 향기로 잠깐의 휴식을 취할 수 있다.

재료
로즈힙티(뜨겁게 우려낸 것) – 200ml,,
우유 – 1큰술, 꿀 – 1작은술

레시피
1 로즈힙티, 우유, 꿀을 믹서에 넣고 간다.

{ **MEMO**
로즈힙_ 들장미 열매에서 얻을 수 있는 희소성 있는 붉은 허브이다. 면역력을 높이는 비타민 C가 함유되어 피부 미용에도 효과적이다. }

식감이 살아있는

레드
프레시 주스

탱글탱글 신기한 식감이 살아있는 주스로, 식후 디저트로도 어울린다.

식이섬유

재료
로즈힙티(뜨겁게 우려낸 것) – 200ml,
라즈베리 – 1큰술, 한천 가루 – 2작은술

레시피
1 냄비에 로즈힙티와 한천을 넣고 끓여서 녹인 다음 냉장고에서 식혀서 굳힌다.
2 1을 믹서에 넣고 가볍게 갈아서 라즈베리를 넣은 컵에 따른다.

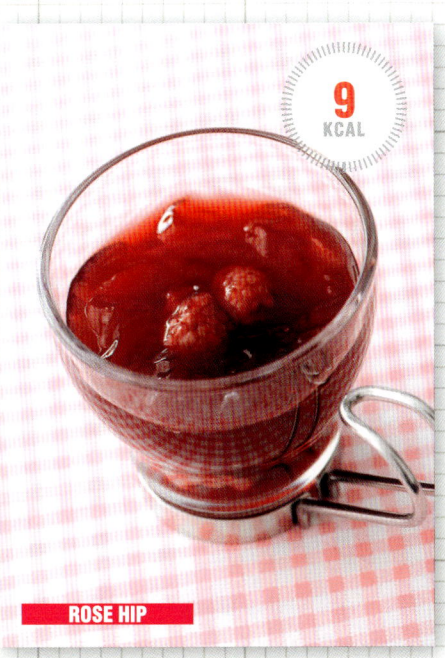

9 KCAL

ROSE HIP

Mental Care
[바나나]

집중력 상승

뇌의 에너지원이 되는 당질, 그 대사를 높이는 비타민 B₁, 짜증을 해소하는 칼슘을 함유하고 있다.

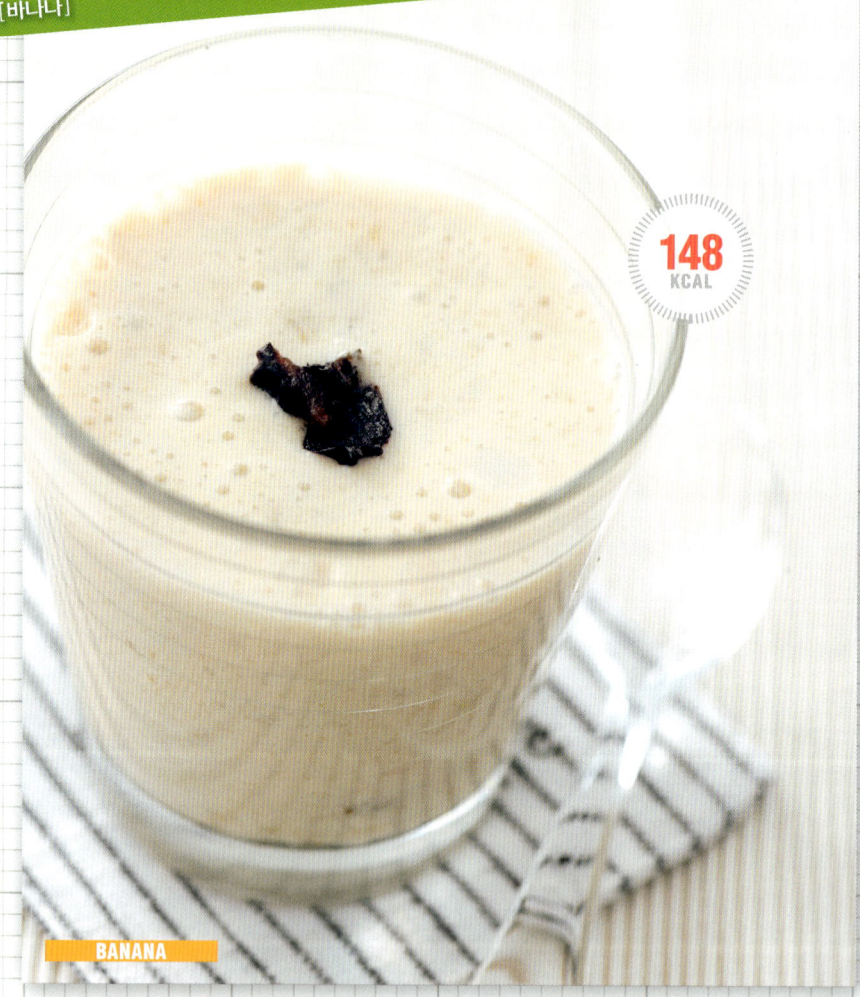

148 KCAL

BANANA

두뇌 영양제

바나나 푸룬

당분이 많은 2가지 과일로 뇌에 영양을 보급할 수 있다.

칼륨 | 철분 | 식이섬유

재료
바나나 - 1/2개, 건자두 - 2개, 두유 - 100ml

레시피
1 바나나는 껍질을 벗겨 한입 크기로 자른다.
2 손질한 바나나와 건자두, 두유를 믹서에 넣고 간다.

MEMO
바나나_ 부드러운 식감과 농후한 단맛이 특징이다. 여러 종류의 당질을 함유하고 있어 즉시 효과를 발생할 수 있는 에너지원이 된다. 비타민 B군, 칼륨, 식이섬유도 풍부하게 함유하고 있다.

1일 1잔 공복 효소주스
MENTAL CARE

71

집중력을 향상시키는
바나나 두유

흑후추 향이 나는 바나나 두유로, 은은하게 달콤하면서도 강한 맛을 느낄 수 있다.

`비타민 B6` `칼륨` `철분`

재료
바나나 – 1/2개, 두유 – 100ml, 흑후추 – 적당량

레시피
1 바나나는 껍질을 벗겨 한입 크기로 자른다.
2 손질한 바나나와 두유, 흑후추를 믹서에 넣고 간다.

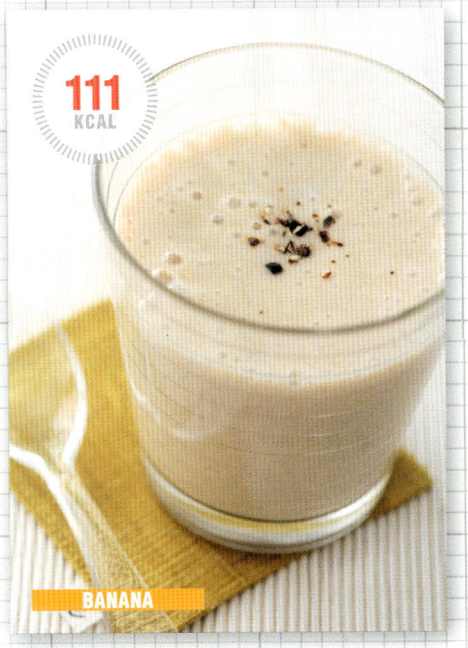
111 KCAL
BANANA

정신이 번쩍 나는
바나나 우유

새콤달콤한 바나나 우유로, 몽롱한 아침을 개운하게 깨워준다.

`비타민 B6` `칼륨` `칼슘`

재료
바나나 – 1개, 우유 – 100ml, 흑초 – 1큰술

레시피
1 바나나는 껍질을 벗겨 한입 크기로 자른다.
2 손질한 바나나와 우유, 흑초를 믹서에 넣고 간다.

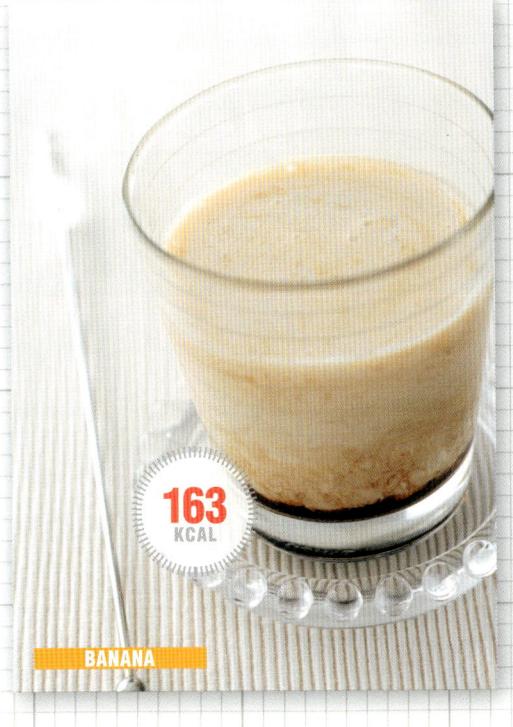
163 KCAL
BANANA

Mental Care
[시크와사]

복잡한 머릿속을 개운하게

시크와사는 라임을 닮은 모양의 감귤류로 뇌를 자극하는 신맛 성분인 구연산을 함유하고 있다.

졸음을 쫓아내는
프레시 자몽 주스

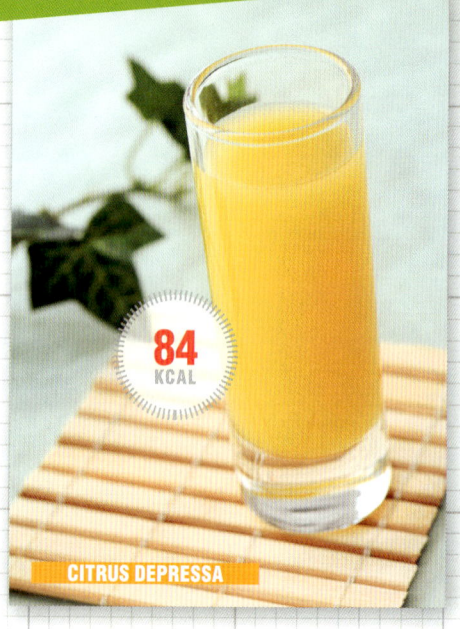

84 KCAL

CITRUS DEPRESSA

아침을 산뜻하게 깨워주는 주스로, 시트러스향은 졸음을 말끔하게 퇴치해준다.

`비타민 C` `비타민 B₁` `마그네슘`

재료
시크와사즙 – 1큰술, 자몽 – 1개

레시피
1. 자몽은 스퀴저로 짠다.
2. 컵에 시크와사즙과 스퀴저로 짠 자몽을 넣고 섞는다.

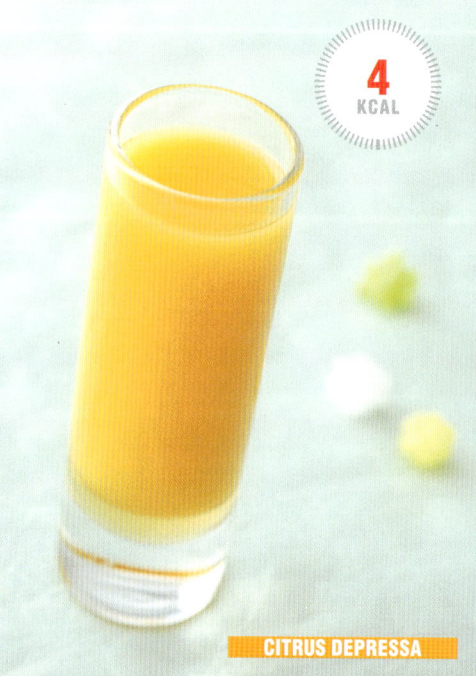

4 KCAL

CITRUS DEPRESSA

{ MEMO
시크와사_ 새콤달콤함과 감귤류 특유의 청량감이 특징이다. 피로 회복에 효과가 있는 비타민 C와 신맛이 나는 구연산을 함유하여 뇌를 자극한다. **}**

하루 시작을 산뜻하게
프레시 모닝 주스

황금빛의 산뜻한 주스로, 감귤류의 신맛과 탄산으로 리프레시할 수 있다.

재료
시크와사즙 – 1큰술, 탄산수 – 150ml
* 취향에 따라 꿀 첨가

레시피
1. 컵에 시크와사즙을 넣고 탄산수로 묽게 한다.

1일 1잔 공복 효소주스
MENTAL CARE   73

여자라면 꼭 마셔야 할

고소미 밀크

꿀을 넣은 콩가루 우유로, 어릴 적 처음 마셔본 고소한 우유 맛을 되살려보자.

`칼슘` `비타민 B₂` `비타민 B₁₂`

재료
콩가루 - 1큰술, 우유 - 150㎖, 꿀 - 1작은술

레시피
1 콩가루, 우유, 꿀을 믹서에 넣고 간다.

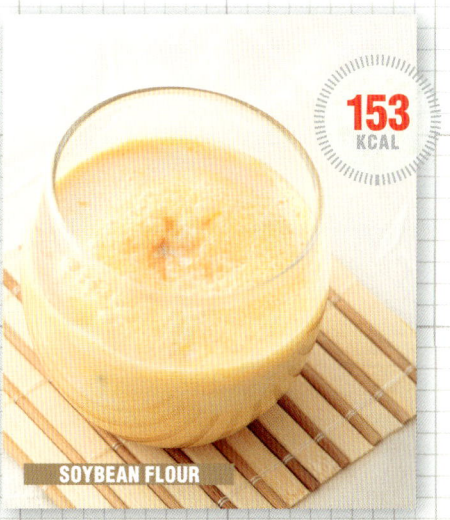
153 KCAL
SOYBEAN FLOUR

Mental Care
[콩가루·두유]

숙면 — 신경 진정작용이 있는 칼슘, 수면과 정신 안정에 효과가 있는 세로토닌을 만드는 트립토판을 함유하고 있으며, 향에는 릴랙스 효과가 있다.

숙면에 좋은

콩가루 밀크

숙면을 부르는 콩가루 밀크로, 단호박을 더해 포만감을 준다.

`비타민 A` `비타민 E` `칼슘`

재료
콩가루 - 1큰술, 우유 - 100㎖
깍둑썰기한 단호박(냉동) - 4개

레시피
1 단호박은 해동해서 껍질을 벗긴다.
2 손질한 단호박과 콩가루, 우유를 믹서에 넣고 간다.

{ **MEMO**
콩가루_ 은은하게 달콤한 향과 고소함이 특징이다. 칼슘, 마그네슘, 철분 등 여성에게 좋은 영양소를 풍부하게 함유하고 있다. }

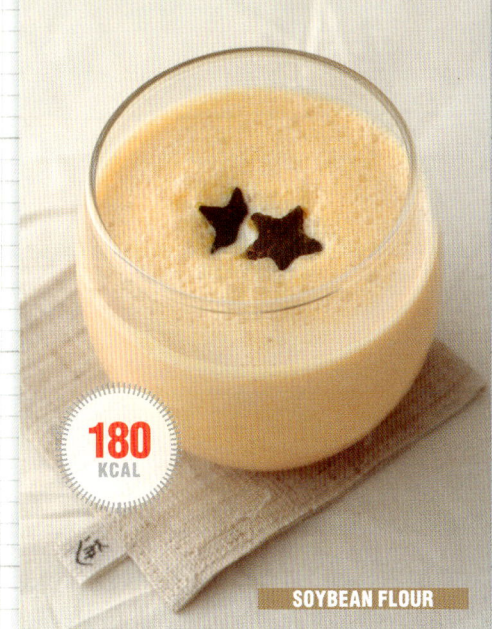
180 KCAL
SOYBEAN FLOUR

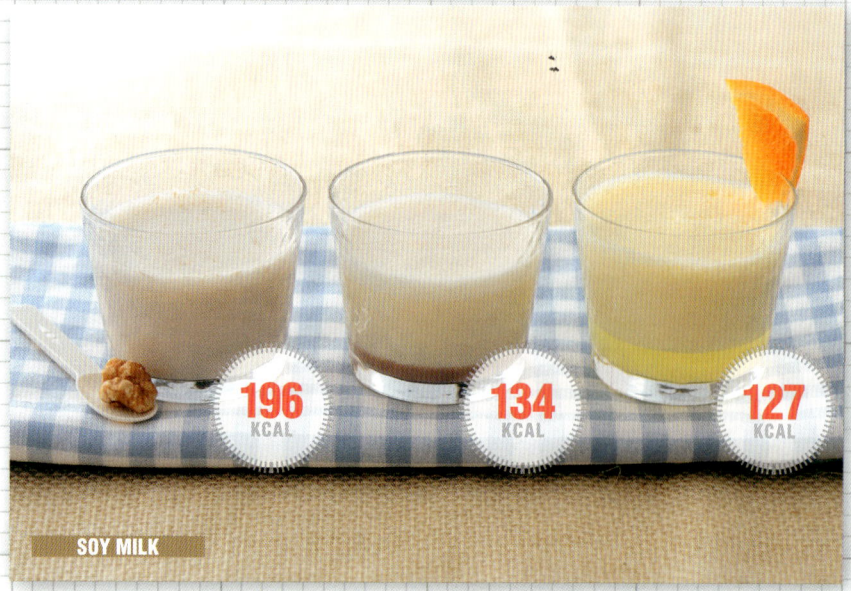

SOY MILK

196 KCAL 134 KCAL 127 KCAL

단잠을 부르는
호두 밀크

호두와 두유의 맛있는 콤비로 꿀을 넣어 더욱 부드럽다.

| 칼륨 | 철분 | 마그네슘 |

재료
두유 – 150ml, 호두(잘게 부순 것) – 2큰술,
꿀 – 2작은술

레시피
1 두유, 호두, 꿀을 믹서에 넣고 간다.

스위트 레드 빈
소이 밀크

시각적인 힐링 효과와 팥의 달콤함을 음미할 수 있다.

| 철분 | 단백질 | 칼슘 |

재료
두유 – 150ml, 삶은 팥(통조림) – 1큰술

레시피
1 두유와 삶은 팥을 믹서에 넣고 간다.

기분을 상쾌하게 하는
두유 주스

옅은 오렌지색의 두유 주스로, 차갑게 마시면 기분도 상쾌해진다.

| 비타민 C | 철분 | 칼슘 |

재료
두유 – 100ml, 오렌지 – 1개

레시피
1 오렌지는 겉껍질과 얇은 막을 벗긴다.
2 껍질을 벗긴 오렌지와 두유를 믹서에 넣고 간다.

{ **MEMO**
두유_ 부드러운 단맛과 대두의 감칠맛이 특징이다. 비타민, 미네랄, 양질의 식물성 단백질을 풍부하게 함유한다. 숙면을 부르는 트립토판을 함유하고 있다. }

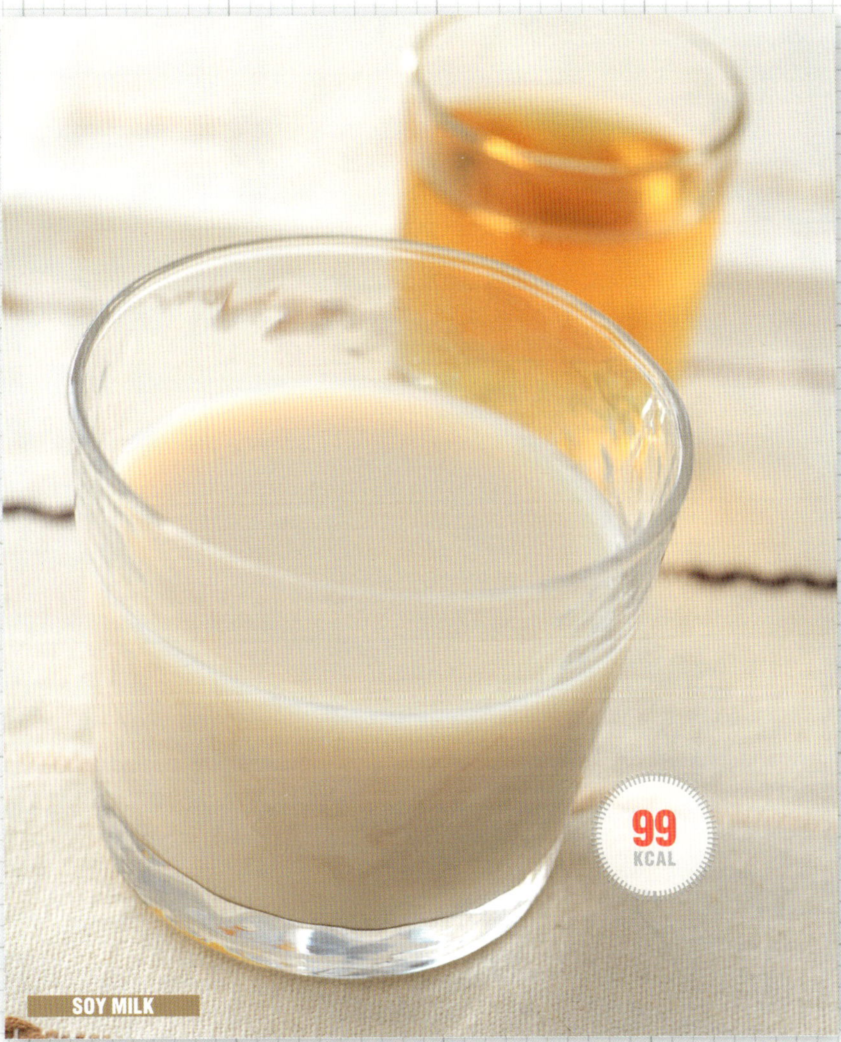

1일 1잔 공복 효소주스
MENTAL CARE   75º

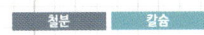
SOY MILK

99 KCAL

고소하고 달콤한
소이 밀크티

고소한 맛의 일본풍 밀크티로, 은은하게 달면서 끝 맛은 산뜻하다.

철분   칼슘

재료
두유 - 100ml, 호우지차 - 100ml, 올리고당 - 2작은술 *호우지차 : 녹차의 일종

레시피
1 두유, 호우지차, 올리고당을 컵에 넣고 섞는다.

Mental Care

릴랙스 & 힐링　[라벤더 · 캐모마일]

리프레시와 릴랙스 효과가 있는 산뜻한 향을 가진 허브이다.

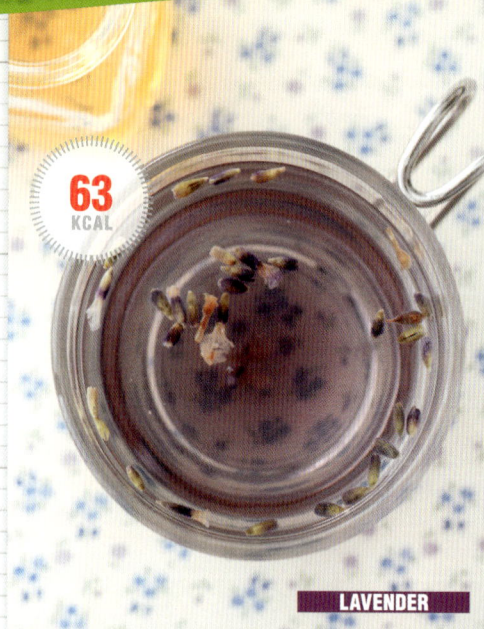

63 KCAL

LAVENDER

심신을 달래주는
라벤더 허니

라벤더는 리프레시 효과가 크며, 아름다운 색과 향으로 몸과 마음에 휴식을 준다.

재료
라벤더 - 1작은술, 뜨거운 물 - 200ml, 꿀 - 1큰술

레시피
1 뜨거운 물에 라벤더를 넣고 4분 정도 우려낸 후 거름망으로 거른다.
2 꿀을 넣은 컵에 따른다.

> **MEMO**
> 라벤더_ '허브의 여왕'이라 불리며 산뜻한 향이 특징이다. 짜증날 때나 불안할 때 마시면 정신을 안정시킬 수 있다. 또한 깊은 수면을 부르는 효과도 있다.

안정감을 안겨주는
라벤더 밀크

최고의 힐링 레시피로, 오늘 하루 열심히 일한 당신에게 주는 포상 드링크이다.

칼슘　비타민 B₂　비타민 A

재료
라벤더 - 1작은술, 우유 - 200ml,
아몬드 슬라이스 - 1작은술
* 취향에 따라 꿀 첨가

레시피
1 데운 우유에 라벤더를 넣고 우려낸 후 거름망으로 거른다.
2 1을 컵에 따르고 아몬드로 장식한다.

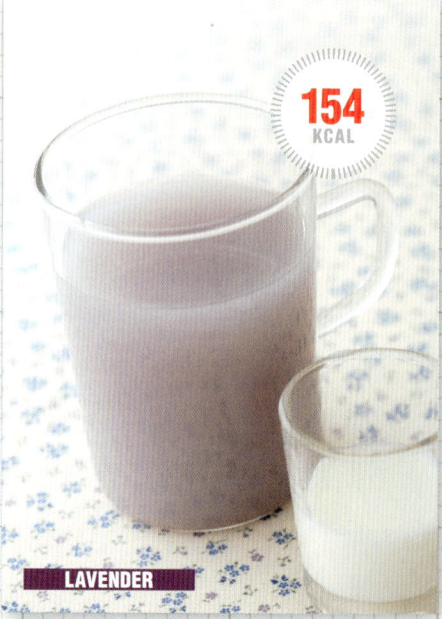

154 KCAL

LAVENDER

1일 1잔 공복 효소주스
MENTAL CARE   77º

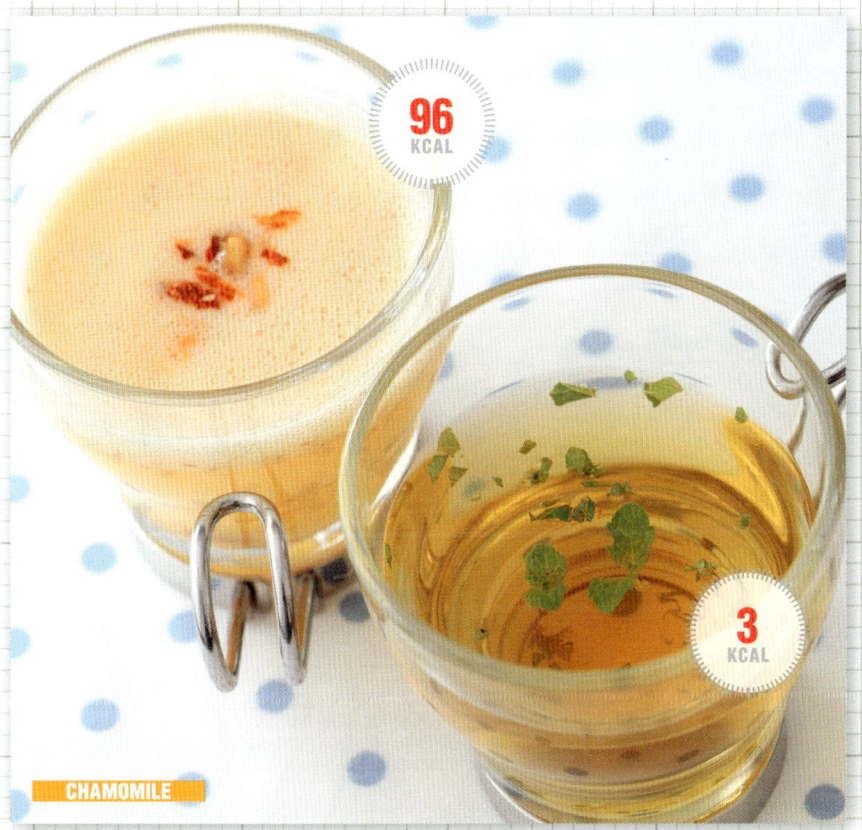

96 KCAL

3 KCAL

CHAMOMILE

오렌지 향이 풍성한
캐모마일티

아몬드 풍미의 캐모마일티로, 감귤류의 달콤함과 향을 즐길 수 있다.

비타민 C   비타민 E   칼륨

재료
캐모마일티(뜨겁게 우린 것) - 100㎖,
오렌지 - 1개, 아몬드(잘게 부순 것) - 1큰술

레시피
1 오렌지는 스퀴저로 짠다.
2 준비한 캐모마일티, 오렌지즙과 아몬드를 믹서에 넣고 간다.

기분 전환에 딱인
캐모마일 민트

캐모마일과 녹차에 청량감을 주는 민트를 더해 기분 전환에 좋다.

칼륨

재료
캐모마일티(뜨겁게 우린 것) - 150㎖,
녹차(뜨겁게 우린 것) - 50㎖, 민트 - 2장

레시피
1 민트는 잘게 찢는다.
2 캐모마일티, 녹차, 찢은 민트를 컵에 넣고 젓는다.

{ **MEMO**
캐모마일_ 사과와 비슷한 새콤달콤한 향의 허브이다. 원산지가 유럽인 국화과 식물로 정신을 안정시키고 스트레스를 완화시키는 효과가 있다. }

Mental Care
[레몬·라임]

활기 부여

육체 피로에 효과가 있는 구연산, 몸에 영양을 보급하는 당질, 스트레스를 완화하는 비타민 C를 함유하고 있다.

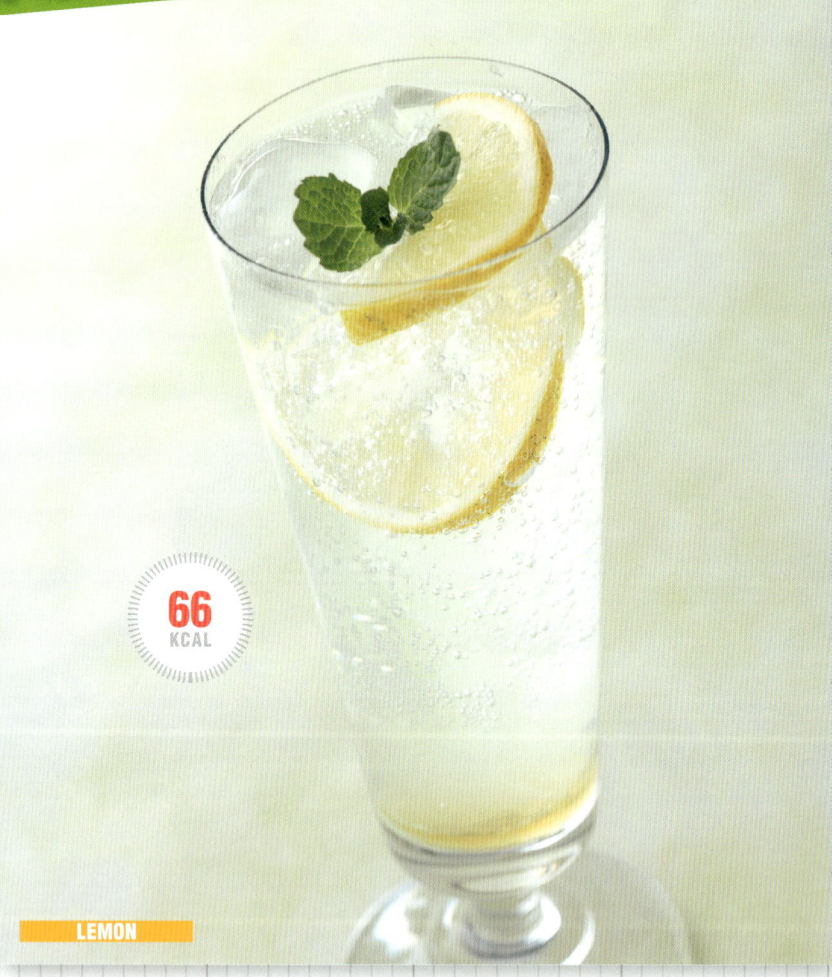

66 KCAL

LEMON

활기를 불어 넣는

벌꿀 레몬 스쿼시

탄산과 레몬향으로 기분 업! 차갑게 해서 마시면 더 좋다.

비타민 C

재료
레몬 - 1/2개, 탄산수 - 200ml, 꿀 - 1큰술. *취향에 따라 민트 첨가

레시피
1 레몬은 스퀴저로 짠다.
2 컵에 붓고 꿀을 넣은 다음 탄산수로 묽게 한다.

1일 1잔 공복 효소주스
MENTAL CARE

피로 해소에 좋은
리프레시 사워

레몬과 키위의 2색 주스로, 새콤함으로
쌓인 피로를 말끔히 해소할 수 있다.

`비타민 C` `칼륨` `식이섬유`

재료
레몬즙 – 1큰술, 키위 – 1개, 탄산수 – 100ml
*취향에 따라 올리고당 첨가

레시피
1 키위는 껍질을 벗겨 한입 크기로 자르고 믹서로 간다.
2 컵에 1과 레몬즙을 넣고 탄산수로 묽게 한다.

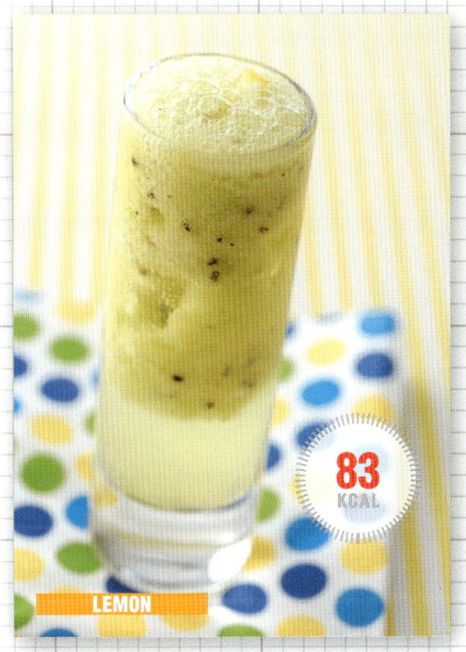

83 KCAL

LEMON

MEMO
레몬_ 산뜻한 맛과 신맛이 특징이다.
비타민 C와 구연산을 풍부하게 함유
하고 있다. 특유의 신맛은 어떤 식재료
와도 잘 어울린다.

신선함을 선물하는
레몬 라씨

인도의 라씨풍 주스로, 레몬의 신맛이
청량감을 더한다.

`칼슘` `단백질` `비타민 C`

재료
레몬즙 – 1큰술, 플레인 요구르트 – 150g
우유 – 50ml, 꿀 – 1큰술

레시피
1 레몬즙, 플레인 요구르트, 우유, 꿀을 믹서
에 넣고 간다.

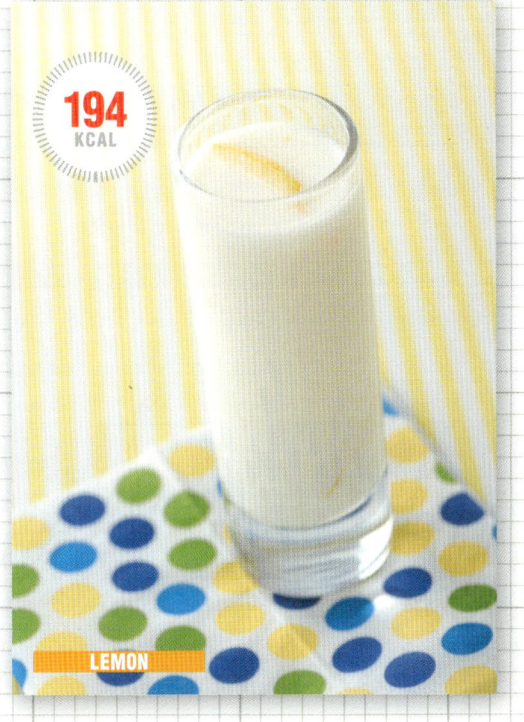

194 KCAL

LEMON

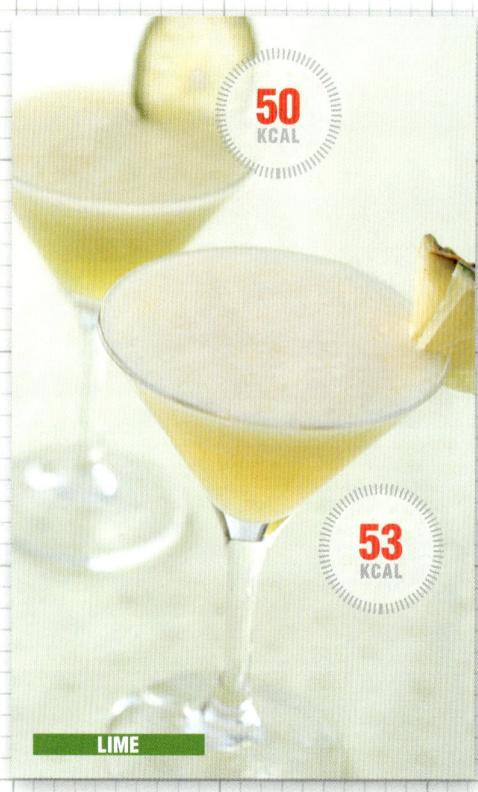

산뜻한 기분을 전하는
옐로 라임

라임과 멜론의 산뜻한 주스로, 청량감을 주는 민트를 더해 깔끔하게 마시면 좋다.

| 비타민 C | 칼륨 | 비타민 B₆ |

재료
라임 – 1개, 멜론 – 100g, 민트 – 3장

레시피
1 멜론은 껍질을 벗겨 한입 크기로 자르고 민트와 함께 믹서에 넣고 간다.
2 컵에 따르고 라임을 짜서 넣는다.

우울함을 날려버리는
라임 쿨러

라임과 파인의 새콤달콤 사워로, 우울한 기분도 말끔히 해소해준다.

| 비타민 C | 칼륨 | 식이섬유 |

재료
라임 – 1/4개, 파인애플 – 100g, 탄산수 – 100ml

레시피
1 파인애플은 껍질을 벗기고 한입 크기로 잘라 탄산수 절반과 함께 믹서에 넣고 간다.
2 컵에 따라 라임을 짜서 넣고 남은 탄산수로 묽게 한다.

MEMO
라임_ 선명한 녹색과 청량감이 특징이다. 피로 회복에 효과가 있는 구연산과 면역력을 높이는 효과가 있는 비타민 C를 풍부하게 함유한다.

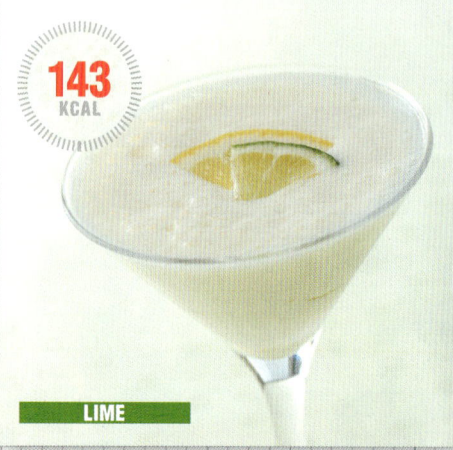

긴장을 풀어주는
스카이 레몬

청량감 가득한 레몬 두유로, 라임향이 몸과 마음을 릴랙스시켜 준다.

| 철분 | 비타민 C | 칼슘 |

재료
라임 – 1/3개, 레몬 – 1/3개, 두유 – 150ml, 올리고당 – 1큰술

레시피
1 컵에 두유를 넣고 레몬, 라임을 짜서 넣는다.
2 올리고당을 첨가하고 젓는다.

chapter 3

몸을 건강하게 만들어주는 주스

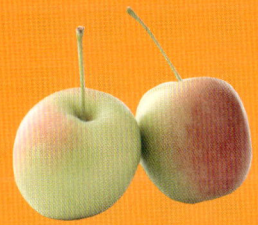

질병을 예방하고 회복을 돕는 레시피

영양 균형이 무너지면 냉증이나 부종, 변비 등 몸의 여기저기에서
트러블이 발생하는데, 이를 그대로 방치하면
몸의 순환이 나빠져 살찌는 원인이 되기도 한다.
먼저 증상에 따른 맞춤 주스를 마시고
체질개선부터 시작하자.

- **Body Care** ··· 안티에이징 / 변비 해소 / 냉증 개선 / 부종 해소 / 과식·소과불량 해소
- **Health Care** ··· 감기 예방 / 숙취 해소 / 피로 회복 / 어깨 결림 해소 / 뼈 강화 / 빈혈 예방 / 식욕 증진

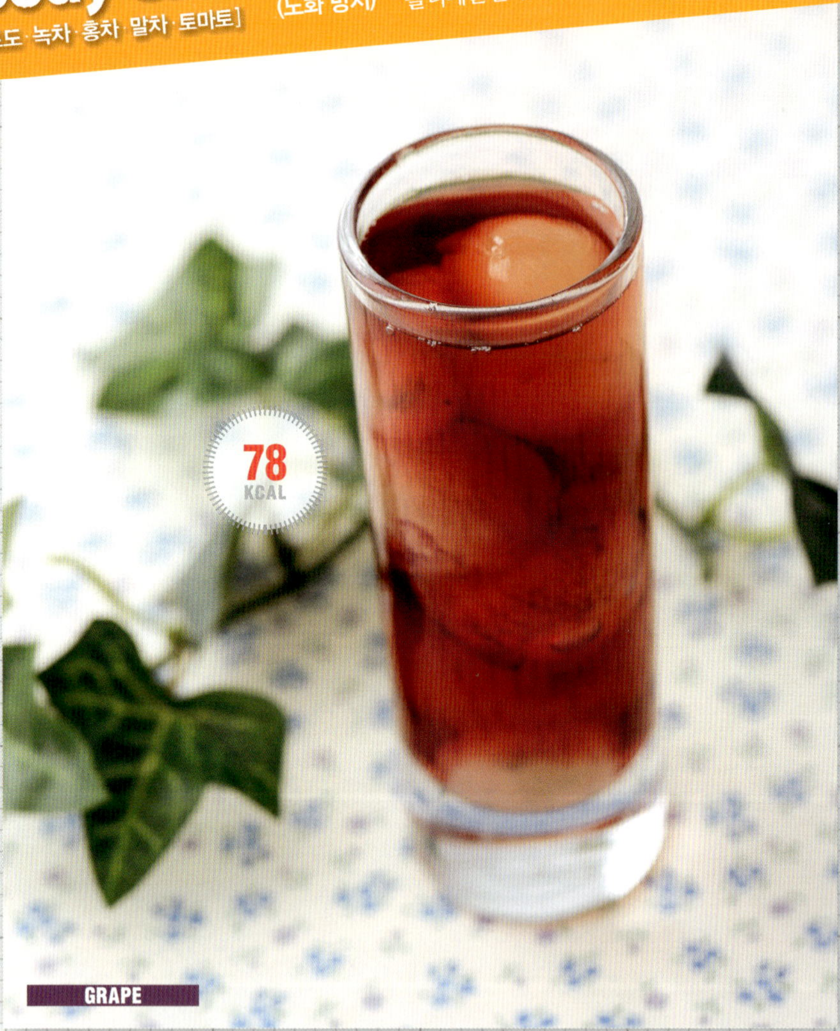

Body Care

안티에이징 (노화 방지) 강력한 항산화 작용으로 안티에이징 효과가 있는 폴리페놀을 함유하고 있다.

[포도·녹차·홍차·말차·토마토]

78 KCAL

GRAPE

에너지원이 되는 탱글탱글

퍼플 주스

톡톡 터지는 보랏빛의 과일 주스로, 크고 작은 과일 알갱이를 즐길 수 있다.

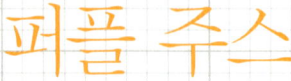
칼륨 · 식이섬유

재료
포도(피오네) – 15알, 블루베리 – 2큰술, 물 – 50ml

레시피
1 포도 10알은 껍질 채 물과 함께 믹서에 넣고 간다.
2 남은 포도는 껍질과 씨를 제거하고 블루베리와 함께 컵에 넣고 1을 따른다.

1일 1잔 공복 효소주스
BODY CARE

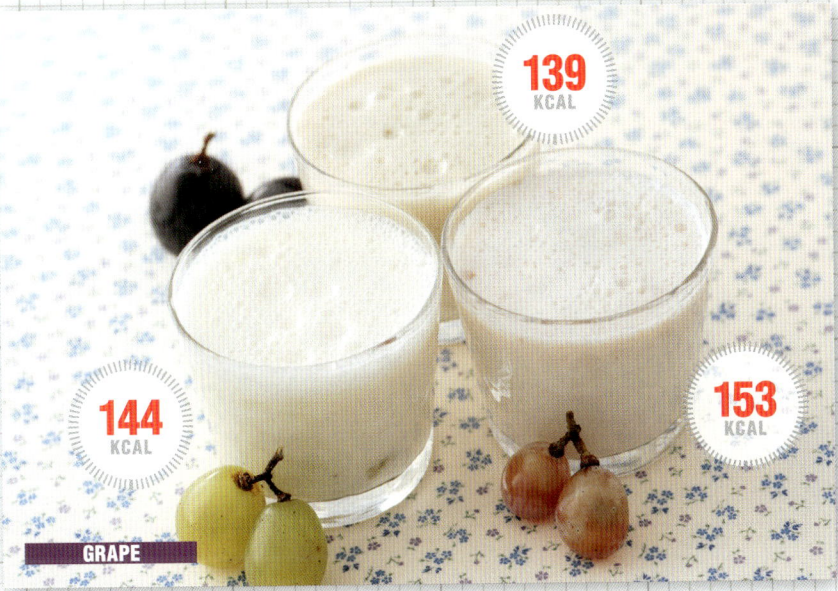

139 KCAL
144 KCAL
153 KCAL
GRAPE

숨은 단맛이 일품인
머스캣 밀크

청포도 맛의 고품질 밀크로, 희미한 단맛이 마시기 쉽게 해준다.

| 칼슘 | 비타민 B₂ | 비타민 B₁₂ |

재료
머스캣 - 6알, 우유 - 150ml

레시피
1 머스캣은 껍질과 씨를 제거한다.
2 손질한 머스캣과 우유를 믹서에 넣고 간다.

안티에이징을 위한
거봉 주스

포도의 왕, 거봉을 사용한 주스로, 껍질 채 넣으면 항산화 효과를 높일 수 있다.

| 철분 | 비타민 B₁ | 칼슘 |

재료
거봉 - 8알, 두유 - 50ml

레시피
1 거봉은 껍질과 씨를 제거한다.
1 손질한 거봉과 두유를 믹서에 넣고 간다.

피부 노화 방지에 탁월한
포도 밀크

폴리페놀 효과가 뛰어나 몸의 산화를 막고 피부 노화를 정지시킨다.

| 칼륨 | 칼슘 | 비타민 B₂ |

재료
포도(피오네) - 15알, 우유 - 100ml, 올리고당 - 1작은술

레시피
1 포도는 씨를 제거한다.
2 손질한 포도와 우유, 올리고당을 믹서에 넣고 간다.

MEMO
포도_ 진한 향과 최상의 단맛이 특징이다. 에너지원으로 즉시 효과가 있는 포도당과 과당을 함유하고 있으며, 폴리페놀은 강력한 항산화 효과가 있다.
* 떫은맛이 거슬리지 않는 경우는 껍질 채 사용해도 좋다. 씨가 있는 품종은 반으로 갈라 씨를 제거한다.

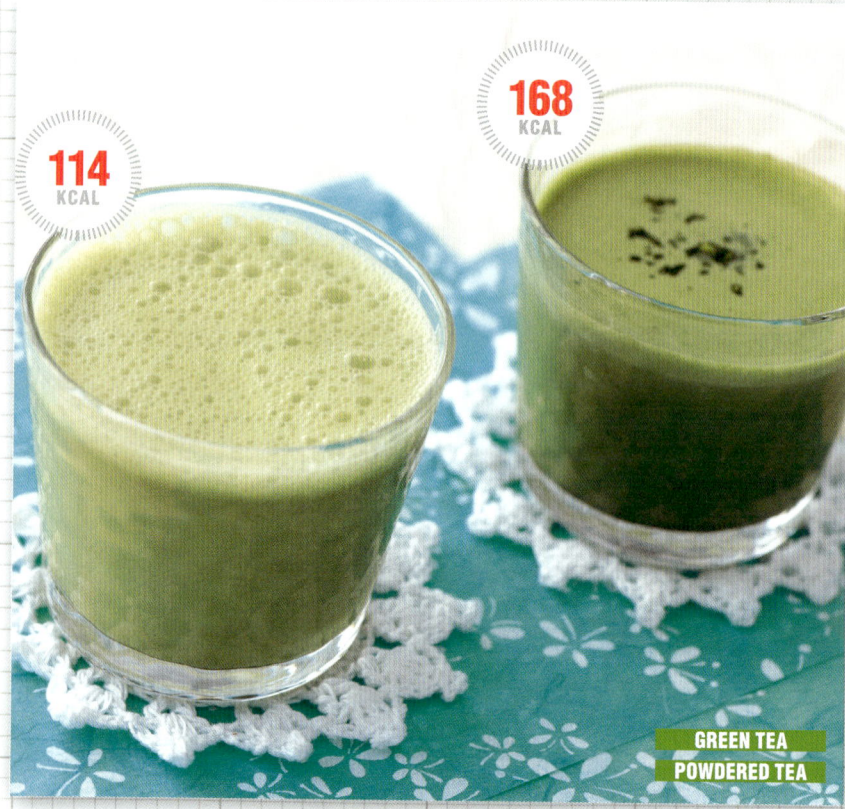

GREEN TEA
POWDERED TEA

노화를 예방하는
그린 세사미 셰이크

녹차 맛의 깨 셰이크로, 다이어트 중에는 아이스크림을 조금만 넣는 게 좋다.

`칼륨` `비타민 B2` `마그네슘`

재료
녹차(뜨겁게 우려낸 것) – 150ml,
바닐라 아이스크림 – 1큰술, 볶은 깨 – 1큰술

레시피
1 뜨겁게 우려낸 녹차, 바닐라 아이스크림, 볶은 깨를 믹서에 넣고 간다.

자꾸만 생각나는
말차 두유

쌉싸래한 말차와 두유의 환상적인 궁합은 습관을 각오해야 할지도 모른다.

`칼륨` `철분` `칼슘`

재료
말차 – 2작은술, 두유 – 200ml,
뜨거운 물 – 1큰술, 꿀 – 1작은술

레시피
1 말차는 뜨거운 물에 푼다.
2 물에 푼 말차와 두유, 꿀을 믹서에 넣고 간다.

{ **MEMO**
녹차·홍차·말차_ 녹차나 말차, 홍차에 함유된 떫은 성분인 카테킨은 폴리페놀의 일종으로, 강력한 항산화 작용이 있어 노화방지에 효과적이다. }

1일 1잔 공복 효소주스
BODY CARE   85o

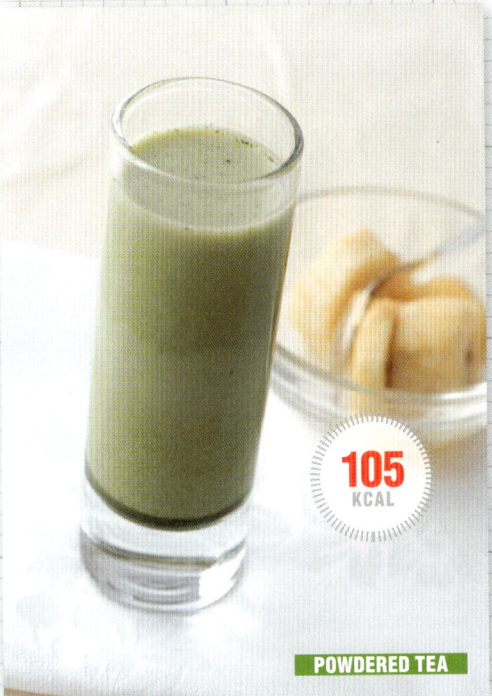

105 KCAL

POWDERED TEA

포만감을 주는
말차 바나나

농후한 말차 바나나 주스로, 엷은 쓴맛을 느낄 수 있다.

`칼륨` `비타민 B12` `식이섬유`

재료
말차 - 1작은술, 바나나 1/3개,
우유 - 100ml

레시피
1 바나나는 껍질을 벗겨 한입 크기로 자른다.
2 손질한 바나나와 말차, 우유를 믹서에 넣고 간다.

과일이 듬뿍 든
후르츠 펀치

다양한 과일의 걸쭉한 주스로, 홍차의 엷은 떫은맛이 숨은 맛으로 느껴진다.

`비타민 C` `칼륨`

재료
홍차(뜨겁게 우린 것) - 50ml, 사과 - 1/4개,
오렌지 - 1/4개, 파인애플 - 50g

레시피
1 오렌지는 스퀴저에 짠다.
2 사과와 파인애플은 껍질을 벗겨 한입 크기로 자른다.
3 오렌지즙, 손질한 사과와 파인애플, 홍차를 믹서에 넣고 간다.

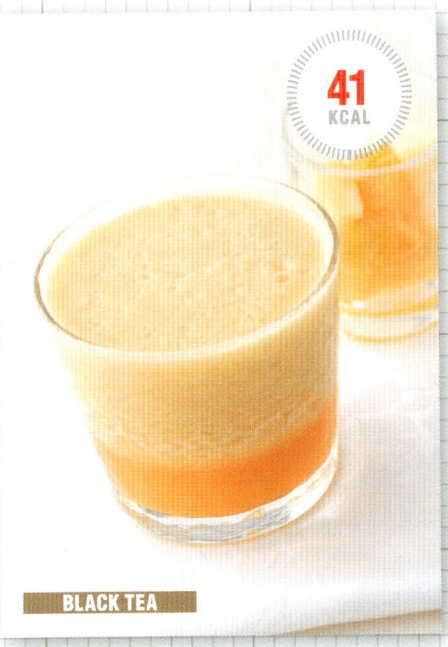

41 KCAL

BLACK TEA

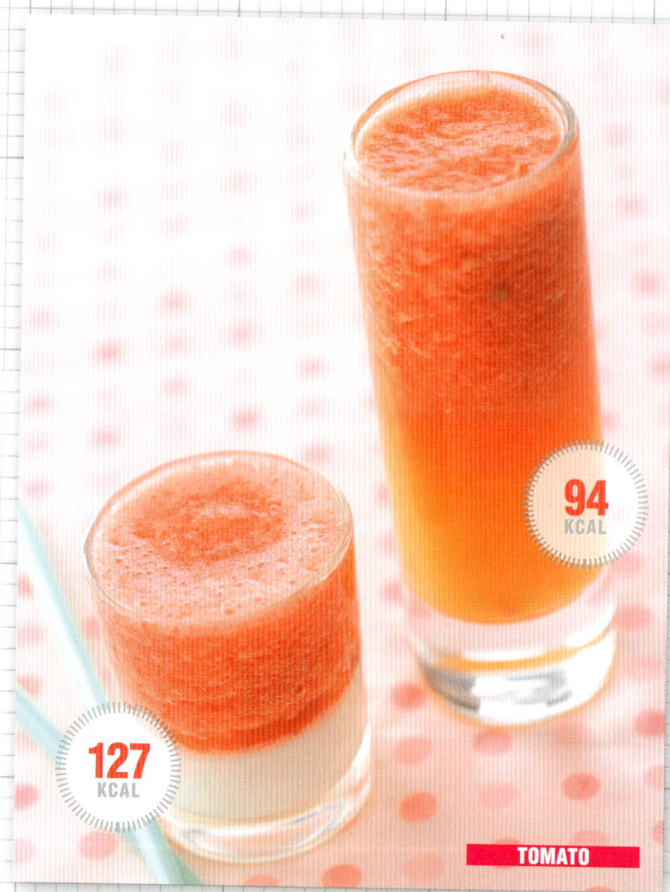

TOMATO

새콤달콤
토마토 요구르트

신맛과 당도가 절묘한 균형을 이루는 영양가 높은 건강 주스다.

| 칼륨 | 칼슘 | 비타민 C |

재료
토마토 – 1개, 플레인 요구르트 – 150g

레시피
1 토마토는 꼭지를 딴다.
2 손질한 토마토와 플레인 요구르트를 믹서에 넣고 간다.
* 2층으로 만들 경우에는 컵에 요구르트를 넣고 그 위에 간 토마토를 붓는다.

피부가 고와지는
토마토 오렌지 주스

일출을 연상시키는 붉은 주스로, 노릇노릇 구운 토스트와 잘 어울린다.

| 비타민 C | 칼륨 | 비타민 E |

재료
토마토 – 1개, 오렌지 – 1개

레시피
1 오렌지는 스퀴저로 짠다.
2 토마토는 꼭지를 따고 한입 크기로 자른다.
3 오렌지즙과 손질한 토마토를 믹서에 넣고 간다.

1일 1잔 공복 효소주스
BODY CARE 87

마법의 주스
스파이시 토마토

습관이 될지도 모르는 토마토 주스로, 허브가 주는 마법 같은 한 때를 마음껏 즐기자.

`비타민 C` `비타민 E` `식이섬유`

재료
토마토 – 1개, 셀러리 – 1/3개, 고수 – 적당량, 흑후추 – 적당량, 고춧가루 – 적당량

레시피
1 셀러리와 꼭지를 딴 토마토는 한입 크기로 자른다.
2 손질한 셀러리, 토마토와 고수, 흑후추, 고춧가루를 믹서에 넣고 간다.

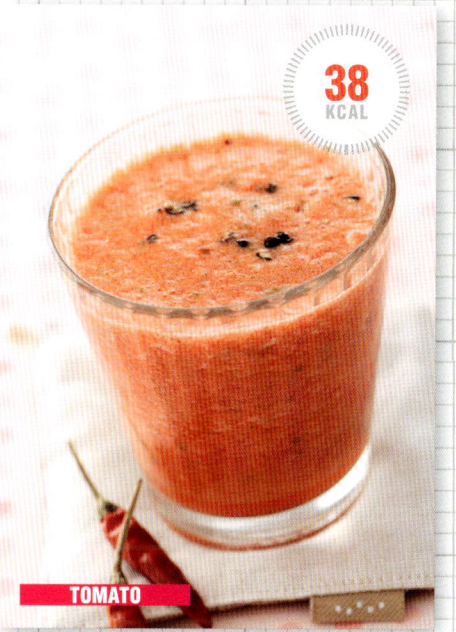

38 KCAL

TOMATO

> **MEMO**
> 토마토_ 적당한 신맛과 당도가 특징이다. 항산화 작용이 있는 리코펜, 식이섬유, 비타민 $B_1 \cdot B_6 \cdot C$를 함유하고 있다.

탱탱한 피부를 안겨주는
토마토 식초

새콤달콤한 토마토 주스로 숙취 피로도 단숨에 해소할 수 있다.

`비타민 C` `비타민 E` `비타민 A`

재료
토마토 – 2개, 흑초 – 1큰술

레시피
1 토마토는 꼭지를 따고 한입 크기로 자른다.
2 손질한 토마토와 흑초를 믹서에 넣고 간다.

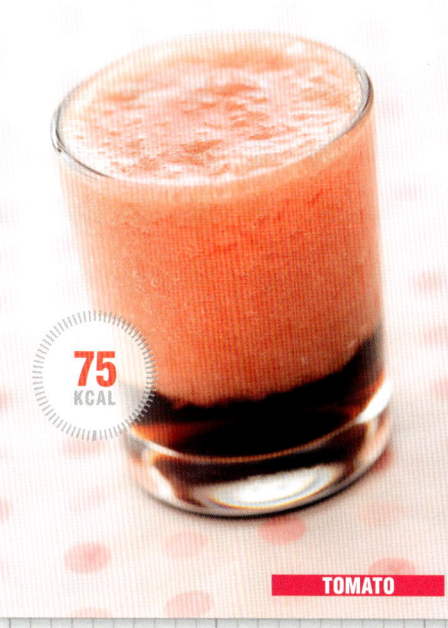

75 KCAL

TOMATO

Body Care

[사과·파인애플·복숭아·무화과·팥]

변비 해소   장의 움직임을 활발하게 하는 유산균과 장 속 환경을 개선하는 식이섬유를 함유하고 있다.

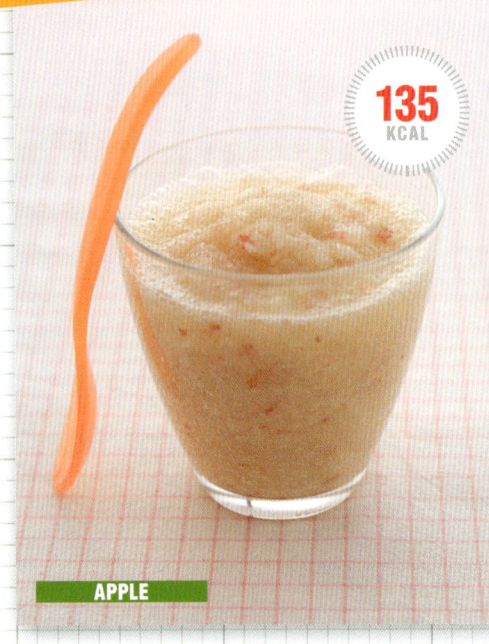

135 KCAL

APPLE

변비 해소에 탁월한
더블 사과

산뜻한 맛의 사과 주스로, 붉은 사과와 아오리의 2가지 맛을 즐길 수 있다.

`식이섬유` `칼륨` `비타민 C`

재료
사과 - 1/2개, 아오리 - 1/2개, 물 - 50ml

레시피
1 사과와 아오리는 껍질을 벗겨 한입 크기로 자른다.
2 손질한 사과, 아오리와 물을 믹서에 넣고 간다.

아침에 마시면 더 좋은
사과 요구르트

컨디션을 조절해주는 사과 주스로, 매일 아침 마시면 쾌변의 상쾌함을 맛볼 수 있다.

`칼슘` `비타민 B₂` `식이섬유`

재료
사과 - 1/2개, 플레인 요구르트 - 100g, 물 - 30ml, 올리고당 - 1큰술

레시피
1 사과는 껍질을 벗겨 한입 크기로 자른다.
2 손질한 사과와, 플레인 요구르트, 물, 올리고당을 믹서에 넣고 간다.

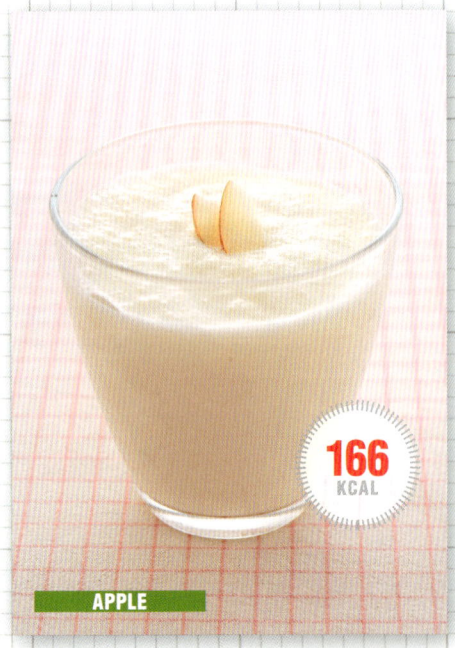

166 KCAL

APPLE

1일 1잔 공복 효소주스
BODY CARE 89

장운동을 촉진하는
그린 커플

푸른 과일로 만든 주스로, 아오리의 신맛이 맛의 비밀이다.

`비타민 C` `칼륨` `식이섬유`

재료
아오리 - 1/2개, 귤(조생) - 1개,
두유 - 50ml

레시피
1 아오리는 껍질을 벗겨 한입 크기로 자른다.
   귤은 껍질을 벗긴다.
2 손질한 아오리, 귤과 두유를 믹서에 넣고
   간다.

> **MEMO**
> 사과_ 신맛과 당도의 절묘한 균형이
> 특징이다. 수용성 식이섬유인 펙틴이
> 풍부하여 장 속 유산균을 늘리고 장
> 속 환경을 개선한다.

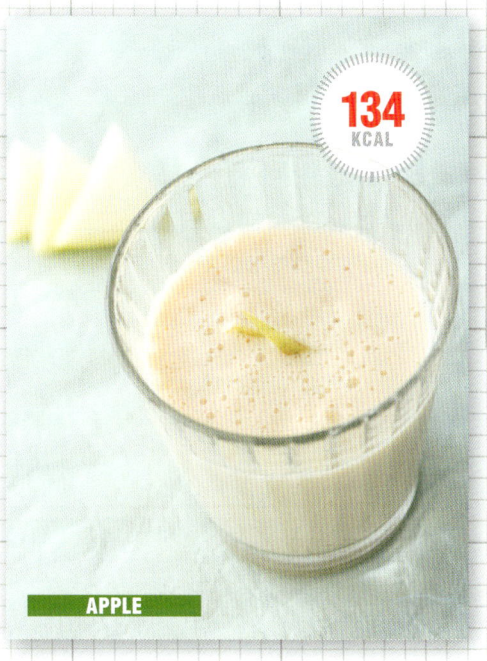

134 KCAL

APPLE

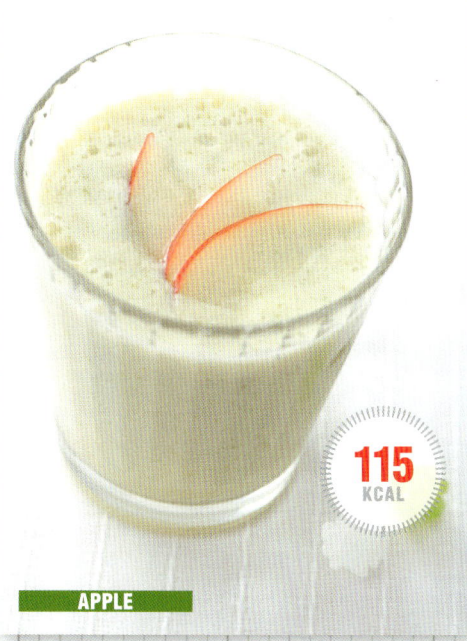

115 KCAL

APPLE

산뜻하게 마시는
스위트 샐러드

샐러드 느낌으로 마시는 주스로, 양상추와 사과의 산뜻한 맛이 특징이다.

`칼륨` `철분` `식이섬유`

재료
사과 - 1/3개, 양상추 - 3장, 두유 - 100ml

레시피
1 사과는 껍질을 벗겨 한입 크기로 자른다.
   양상추는 잘게 찢는다.
2 손질한 사과, 양상추와 두유를 믹서에 넣고
   간다.

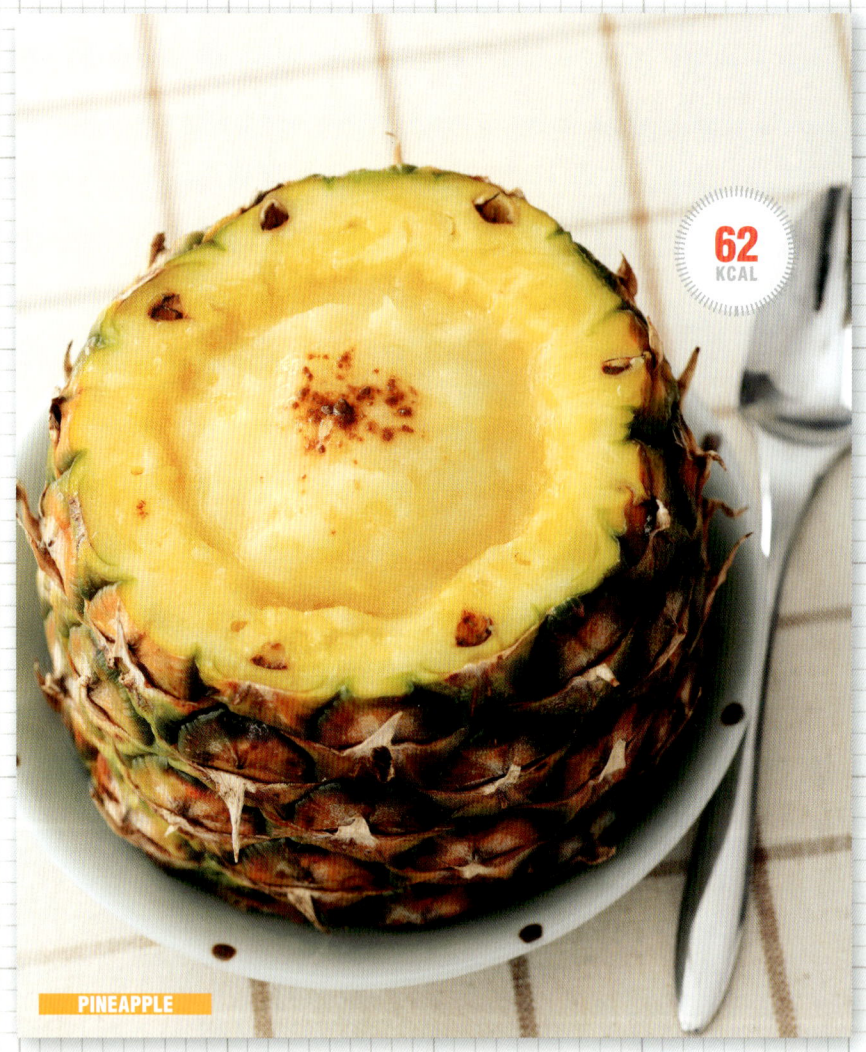

PINEAPPLE

62 KCAL

배변을 원활하게 하는
파인 스무디

럭셔리한 기분으로 즐기는 파인 셔벗으로, 흑설탕의 깊은 맛이 부드러움을 높여준다.

`비타민 C` `칼슘` `식이섬유`

재료
파인애플(냉동) - 100g, 물 - 30ml, 흑설탕 - 1작은술

레시피
1 파인애플은 껍질을 벗겨 한입 크기로 잘라 냉동해둔다.
2 파인애플과 물을 믹서에 넣고 갈아 그릇에 넣고 흑설탕을 뿌린다.
* 사진은 파인애플의 과육을 칼로 도려내 그릇으로 만든 것이다.

MEMO
파인애플_ 과즙이 많고 새콤달콤한 맛이 특징이다. 많이 함유하고 있는 식이섬유는 장 속 환경을 조절하고 배변을 원활하게 한다. 단백질 분해효소인 브로멜린은 고기를 연하게 하며, 고기랑 같이 섭취할 경우 단백질 소화를 도와준다.

1일 1잔 공복 효소주스
BODY CARE 91 °

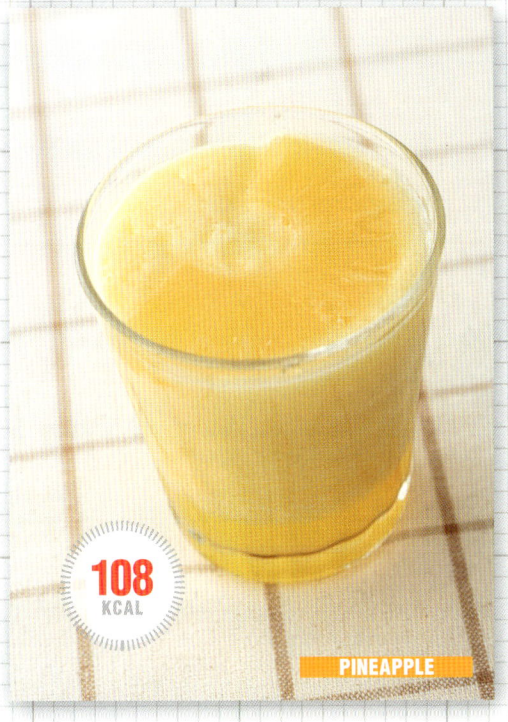

108 KCAL

PINEAPPLE

장운동을 활성화시키는
파인애플 주스

장에 좋은 파인 주스. 구연산 효과로 신진대사를 활성화시킨다.

`비타민 C` `칼륨` `식이섬유`

재료
파인애플 – 80g, 사과 – 1/2개, 물 – 50ml

레시피
1 파인애플과 사과는 껍질을 벗겨 한입 크기로 자른다.
2 모든 재료를 믹서에 넣고 간다.

디저트로 어울리는
톡 쏘는 파인

끝 맛이 톡 쏘는 파인 주스로, 식사 후 입가심으로 좋다.

`비타민 C` `비타민 B₁` `식이섬유`

재료
파인애플 – 100g, 미나리 – 2개, 물 – 50ml

레시피
1 파인애플은 껍질을 벗겨 한입 크기로 자른다. 미나리는 잎 부분을 떼어낸다.
2 손질한 파인애플, 미나리와 물을 믹서에 넣고 간다.

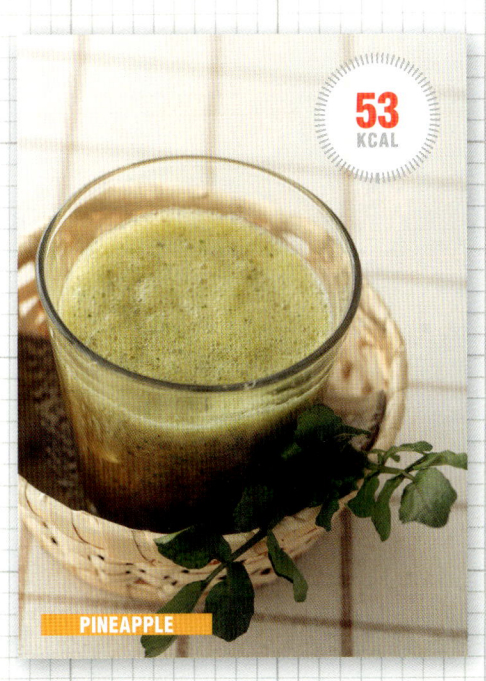

53 KCAL

PINEAPPLE

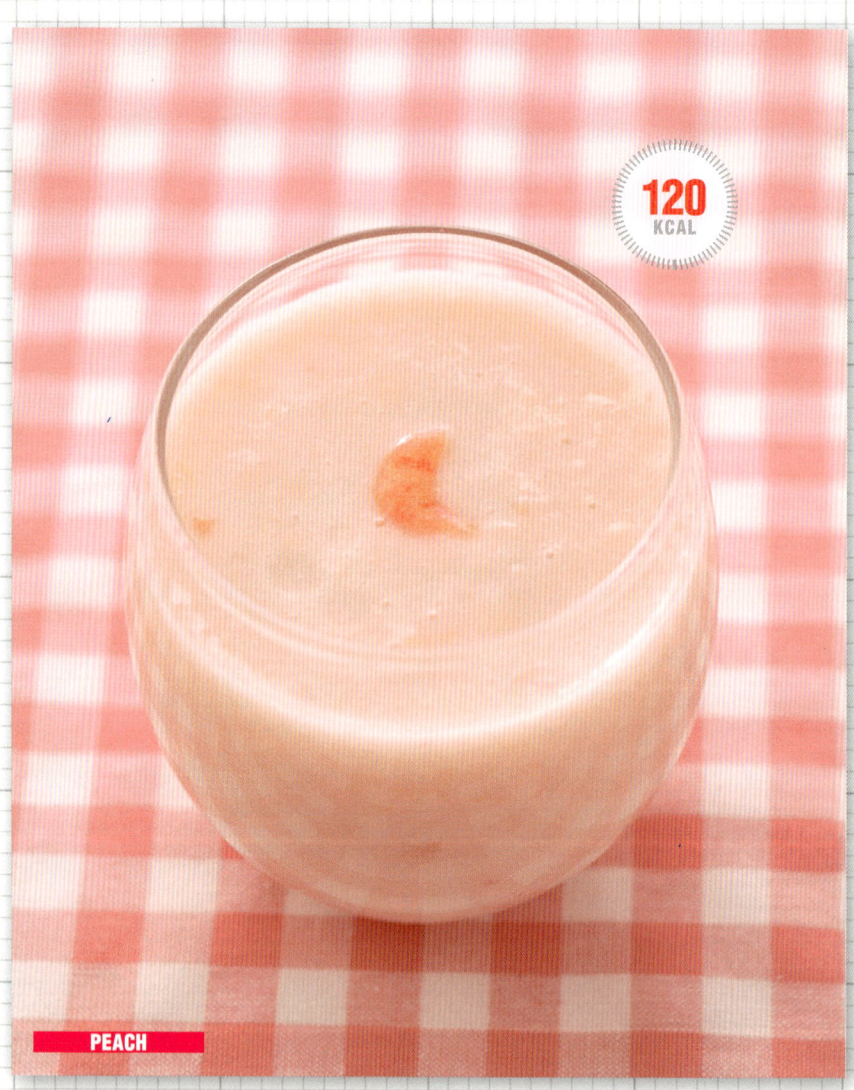

PEACH

피부 미용에 좋은
복숭아 주스

부드럽고 달콤한 복숭아 주스의 향기에 치유된다.

`칼슘` `비타민 B$_2$` `식이섬유`

재료
복숭아 – 1/2개, 우유 – 100ml

레시피
1 복숭아는 껍질과 씨를 제거하고 한입 크기로 자른다.
2 손질한 복숭아와 우유를 믹서에 넣고 간다.

> **MEMO**
> **복숭아_** 은은한 달콤함과 즙이 많은 과육이 특징이다. 당질을 많이 함유하고 있어 에너지원이 된다. 식이섬유는 변비 해소에도 효과적이다.

120 KCAL

1일 1잔 공복 효소주스
BODY CARE 93

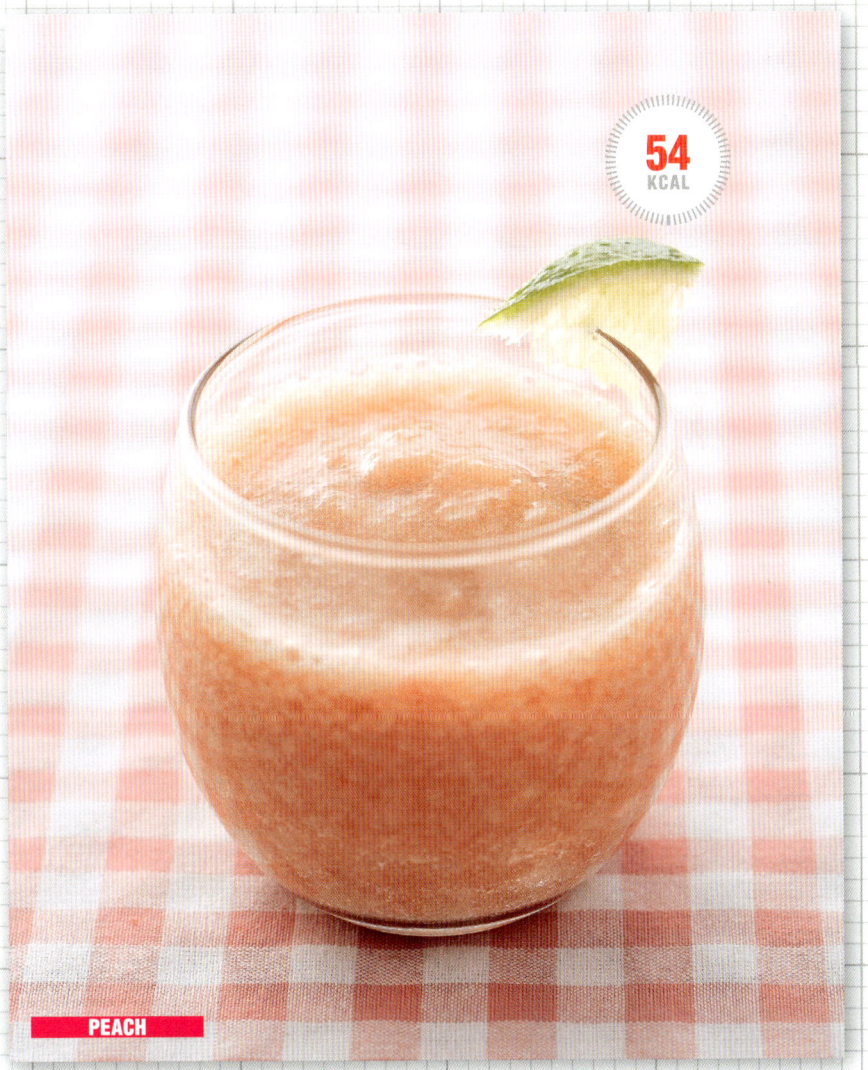

54 KCAL

PEACH

럭셔리한 달콤함을 선사하는
피치 넥타

청량한 라임이 들어간 복숭아 주스로, 은은하게 달콤하고 품격 있는 맛이다.

| 비타민 C | 칼륨 | 식이섬유 |

재료
복숭아 - 1/2개, 라임즙 - 1큰술, 물 - 30ml

레시피
1 복숭아는 껍질과 씨를 제거하고 한입 크기로 자른다.
2 손질한 복숭아와 라임즙, 물을 믹서에 넣고 간다.

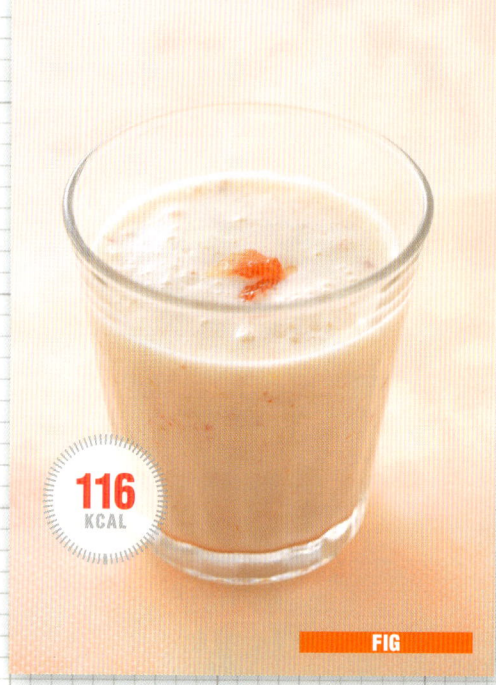

톡톡 씹히는 맛이 있는

무화과 요구르트

달콤한 무화과 요구르트를 마시면, 혀에 남는 섬유질의 감각에 빠질지도 모른다.

| 칼륨 | 칼슘 | 식이섬유 |

재료
무화과 - 2개, 플레인 요구르트 - 100g

레시피
1 무화과는 껍질을 벗겨 한입 크기로 자른다.
2 손질한 무화과와 플레인 요구르트를 믹서에 넣고 간다.

116 KCAL

FIG

{ **MEMO** 무화과_ 깊은 단맛과 톡톡 씹히는 느낌이 특징이다. 당질, 칼륨, 식이섬유 등을 풍부하게 함유한다. }

장운동에 좋은

후르츠티

탱글탱글한 드라이 후르츠티로, 럼주를 더하면 칵테일로도 마실 수 있다.

| 식이섬유 | 칼륨 | 비타민 B_6 |

재료
건무화과 - 2개, 건자두 - 1개,
홍차(뜨겁게 우린 것) - 200ml

레시피
1 건무화과, 건자두, 홍차를 믹서에 넣고 간다.

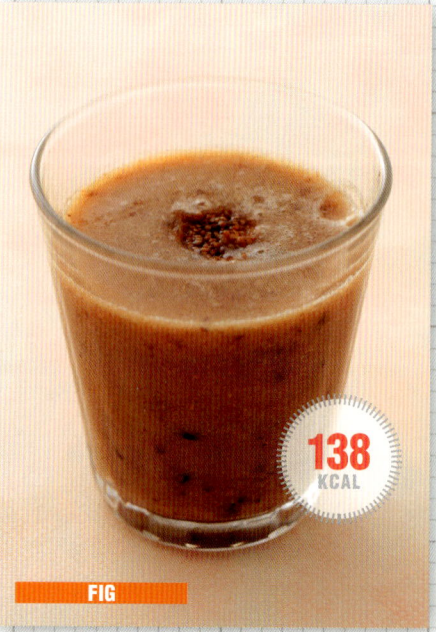

138 KCAL

FIG

1일 1잔 공복 효소주스
BODY CARE

끝 맛을 즐길 수 있는
우롱 단팥죽

우롱차 맛의 중국풍 단팥죽으로 산뜻한 끝 맛이 일품이다.

| 철분 | 칼륨 | 식이섬유 |

재료
삶은 팥(통조림) – 2큰술, 두유 – 150ml, 우롱차 – 1큰술

레시피
1 삶은 팥, 두유, 우롱차를 믹서에 넣고 간다.

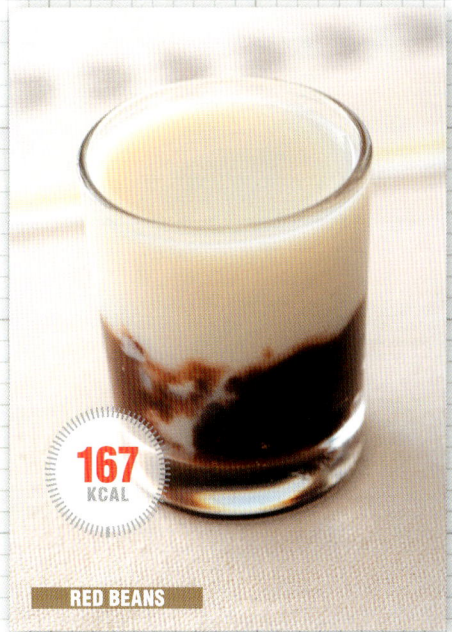

167 KCAL

RED BEANS

MEMO
팥_ 고품질의 단맛과 특유의 떫은맛이 특징이다. 단백질, 당질, 칼륨, 식이섬유를 많이 함유하고 있다. 강력한 항산화 효과가 있는 사포닌도 풍부하다.

노폐물 배출에 좋은
팥 두유

향수를 불러일으키는 팥 두유로, 크래커를 적셔 먹어도 좋다.

| 철분 | 칼륨 | 식이섬유 |

재료
삶은 팥(통조림) – 1큰술, 두유 – 150ml

레시피
1 삶은 팥과 두유를 믹서에 넣고 간다.

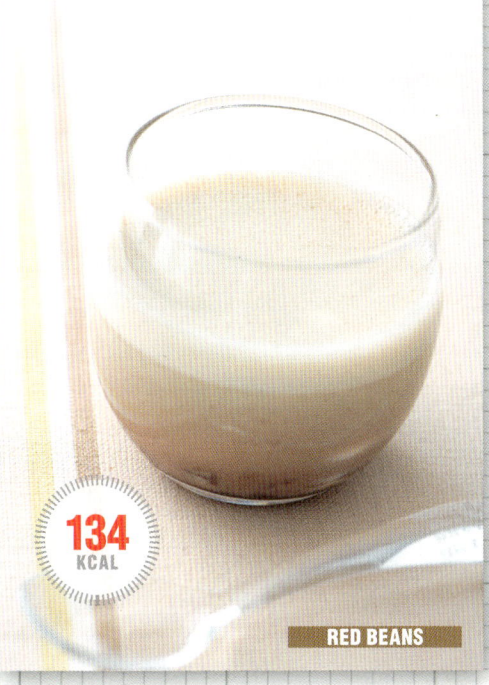

134 KCAL

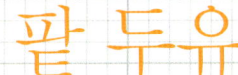
RED BEANS

Body Care

[생강·양파] 냉증 개선

혈액순환을 개선하고 몸을 따뜻하게 하는 기운을 지닌 식재료이다.

몸을 따뜻하게 하는
스파이시 감 주스

완숙한 감을 사용한 스파이시 주스로, 생강향이 릴랙스에 효과적이다.

`비타민 C` `칼륨` `비타민 A`

재료
다진 생강 - 1작은술, 감(완숙) - 1개, 물 - 50ml

레시피
1. 감은 껍질을 벗겨 한입 크기로 자른다.
2. 손질한 감과 다진 생강, 물을 믹서에 넣고 간다.

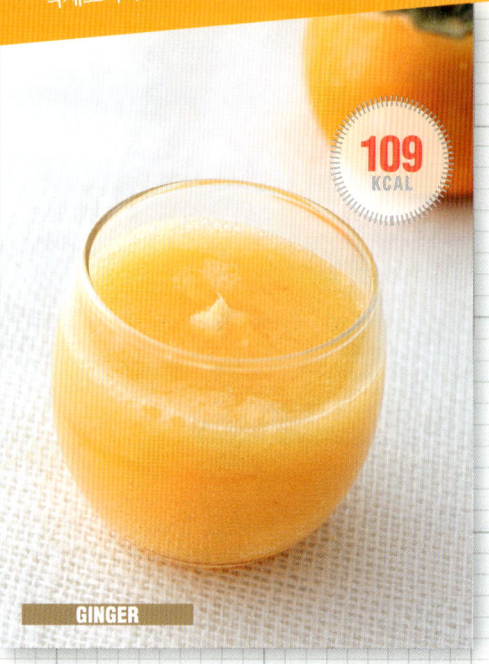

109 KCAL

GINGER

> **MEMO**
> **생강_** 독특한 향이 특징이다. 매운 성분인 쇼가올(shogaols)은 혈액순환을 촉진하고 몸을 따뜻하게 한다. 신진대사를 활발하게 하고 발한 작용을 높인다.

혈액순환을 활발하게 하는
진저 캐럿

영양이 풍부한 당근 주스로, 생강의 매운 성분은 몸을 따뜻하게 한다.

`비타민 A` `식이섬유` `비타민 C`

재료
다진 생강 - 1작은술, 당근 - 1/4개, 사과 - 1/2개, 물 - 50ml, 꿀 - 1작은술

레시피
1. 당근과 사과는 껍질을 벗겨 한입 크기로 자른다.
2. 손질한 당근, 사과와 다진 생강, 물, 꿀을 믹서에 넣고 간다.

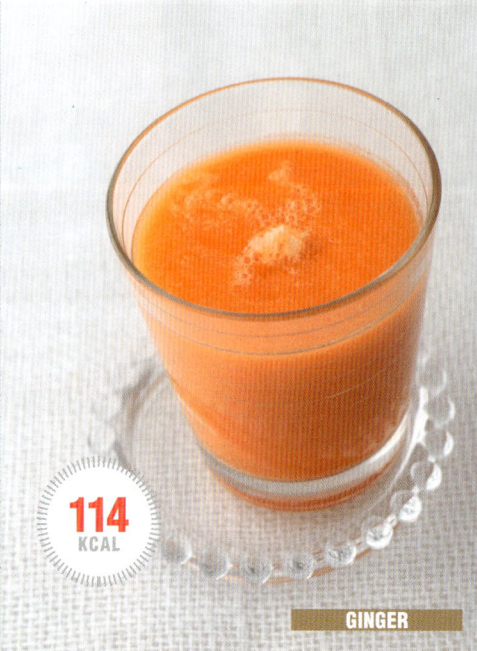

114 KCAL

GINGER

1일 1잔 공복 효소주스
BODY CARE

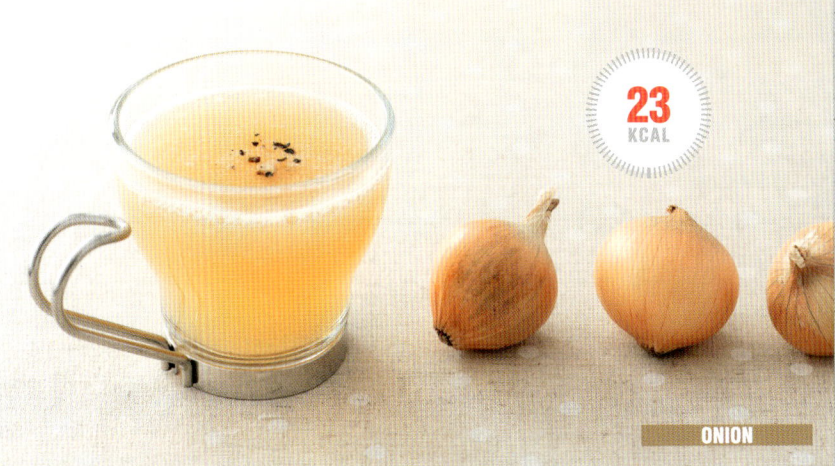

23 KCAL

ONION

특유의 단맛이 살아있는
어니언 수프

MEMO
양파_ 특유의 향과 단맛이 특징이다. 매운 성분인 아릴프로피온에는 항산화 작용 및 혈액순환을 촉진하는 작용이 있다.

풍부한 맛의 어니언 수프로, 양파의 깊은 맛과 단맛을 음미할 수 있다.

칼륨

재료
양파 - 1/4개, 콘소메 수프 - 200㎖(뜨거운 물 200㎖+콘소메 수프 1/2개), 소금 - 조금, 파슬리 - 조금
* 취향에 따라 흑후추 첨가

레시피
1 양파는 껍질을 벗기고 잘게 다져 전자레인지로 가열한다.
2 손질한 양파와 콘소메 수프, 소금, 파슬리를 믹서에 넣고 간다. * 단맛을 내고 싶은 경우에는 양파를 볶는다.

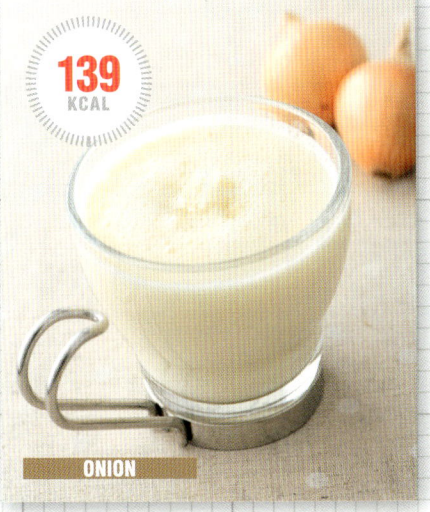

139 KCAL

ONION

새로운 맛의
어니언 요구르트

신맛과 당도의 신비한 하모니로 산뜻한 목 넘김이 신선하다.

칼륨 **칼슘** **식이섬유**

재료
양파 - 1/8개, 사과 - 1/2개
플레인 요구르트 - 100g

레시피
1 양파와 사과는 껍질을 벗겨 한입 크기로 자른다.
2 손질한 양파, 사과와 프레인 요구르트를 믹서에 넣고 간다.

Body Care
[멜론·연근]   부종 해소

이뇨 작용이 있으며 체내에 있는 여분의 나트륨 배출을 촉진하는 칼륨을 함유하고 있다.

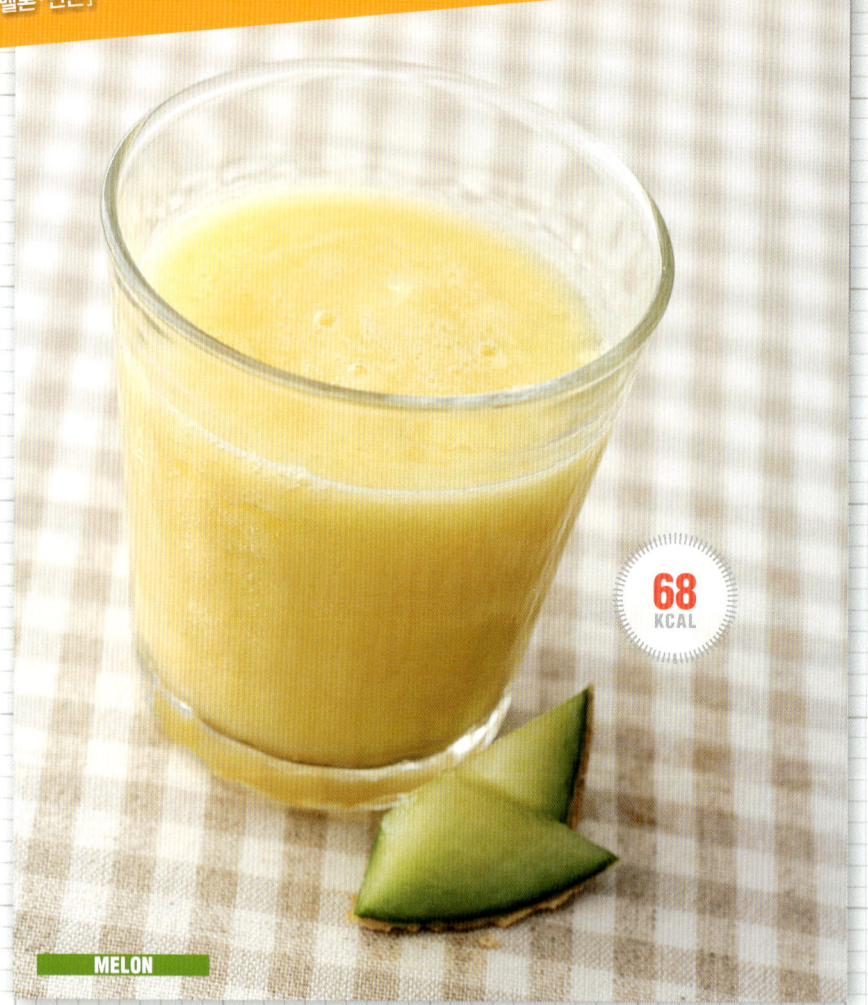

MELON

68 KCAL

붓기 해소에 좋은
멜론 파인

산뜻한 과일의 칼륨과 식이섬유로 몸속부터 예뻐진다.

| 비타민 C | 칼륨 | 식이섬유 |

재료
멜론 - 100g, 파인애플 - 50g

레시피
1 멜론과 파인애플은 껍질을 벗겨 한입 크기로 자른다.
2 1을 믹서에 넣고 간다.

MEMO
멜론_ 최상의 단맛과 사르르 녹는 식감이 특징이다. 체내에 있는 여분의 나트륨을 배출하여 부종을 개선하는 칼륨과 비타민 C가 풍부하다.

1일 1잔 공복 효소주스
BODY CARE **99°**

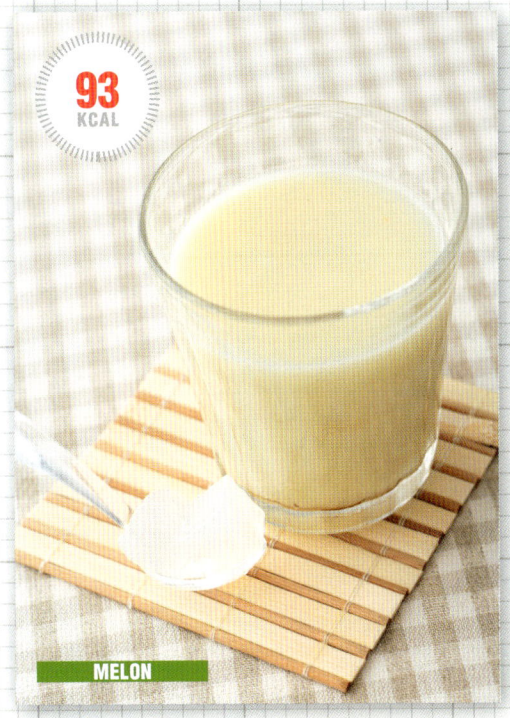

93 KCAL

MELON

씹는 즐거움이 있는
멜론 밀크

오독오독 식감이 즐거운 멜론 밀크로,
보드카를 넣어 칵테일로도 즐길 수 있다.

| 칼륨 | 비타민 C | 비타민 B6 |

재료
멜론 - 120g, 나타데코코(통조림) - 1큰술,
우유 - 50ml *나타데코코 : 천연 코코넛 젤리

레시피
1 멜론은 껍질을 벗겨 한입 크기로 자른다.
2 손질한 멜론과 나타데코코, 우유를 믹서에 넣고 간다.

달콤하고 품격 있는
멜론
요구르트

최상의 달콤함으로 질리지 않는 맛과 진한
멜론향으로 고급스러운 기분을 만끽할 수 있다.

| 칼륨 | 비타민 C | 비타민 B6 |

재료
멜론 - 120g, 플레인 요구르트 - 50g
*취향에 따라 꿀 첨가

레시피
1 멜론은 껍질을 벗겨 한입 크기로 자른다.
2 손질한 멜론과 플레인 요구르트를 믹서에 넣고 간다.

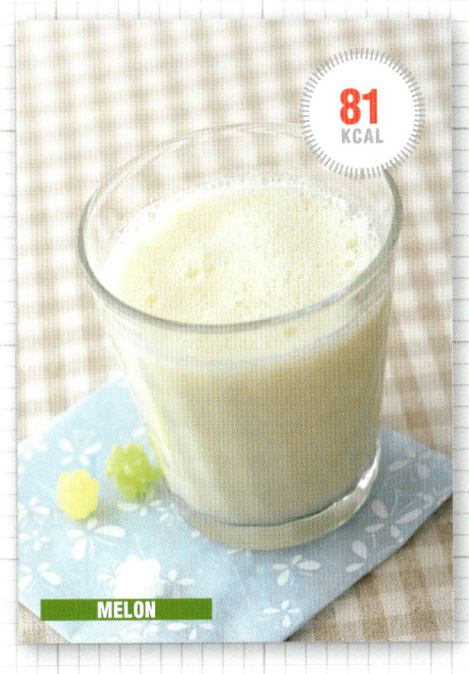

81 KCAL

MELON

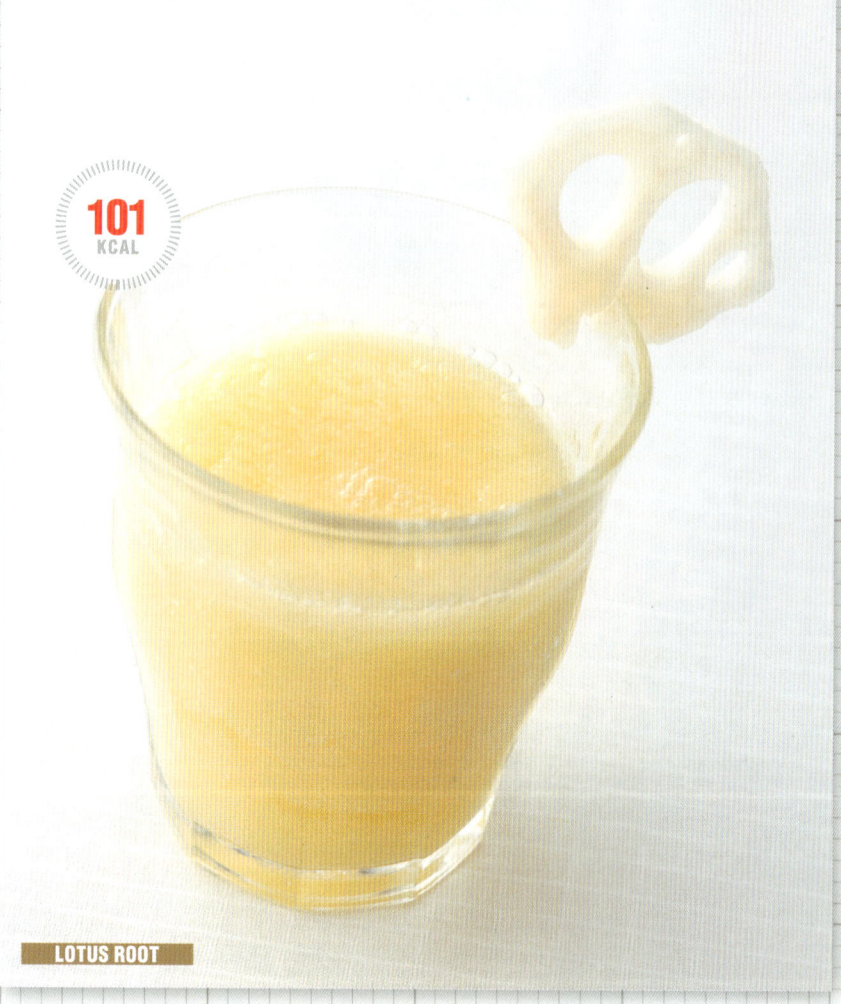

LOTUS ROOT

101 KCAL

몸을 가볍게 하는
아삭이 애플

아삭아삭한 식감의 사과 주스로, 칼륨이 풍부해 부종을 말끔히 해소해준다.

비타민 C   칼륨   식이섬유

재료
연근 - 50g, 사과 - 1/2개, 물 - 50ml

레시피
1 연근과 사과는 껍질을 벗겨 한입 크기로 자른다.
2 손질한 연근, 사과와 물을 믹서에 넣고 간다.
* 연근은 변색을 막기 위해 식초를 탄 물에 담가두면 좋다.

{ **MEMO**
연근_ 연한 단맛과 아삭하게 씹히는 느낌이 특징이다. 부종을 막는 칼륨이 풍부하다. 실처럼 늘어나는 것은 뮤신이라는 당단백질의 일종으로 위장의 점막을 보호하는 기능이 있다. }

1일 1잔 공복 효소주스
BODY CARE 101

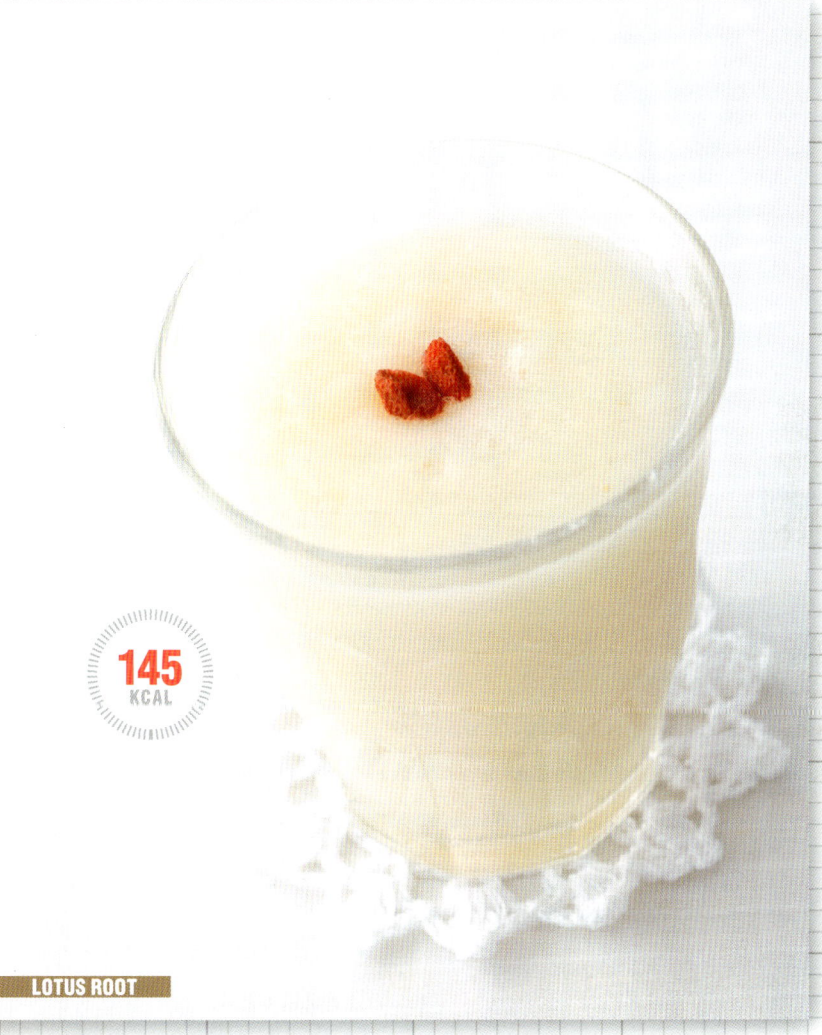

145 KCAL

LOTUS ROOT

기운을 불어넣는
퓨어 화이트

연근과 배로 만든 자양강장 주스로, 숙취의 아침에도 좋다.

비타민 C   칼륨   식이섬유

재료
연근 - 50g, 구기자 열매 - 4개, 배 - 1/2개, 꿀 - 1큰술

레시피
1 연근과 배는 껍질을 벗겨 한입 크기로 자른다.
2 손질한 연근, 배와 꿀, 구기자 열매 2개를 믹서에 넣고 간다.
3 컵에 따르고 남은 구기자 열매로 장식한다.

Body Care

[양배추 · 양상추 · 셀러리]   과식·소화 불량 해소   약해진 위장 점막을 회복하는데 좋으며, 점막을 건강하게 보호하는 비타민 U를 함유하고 있다.

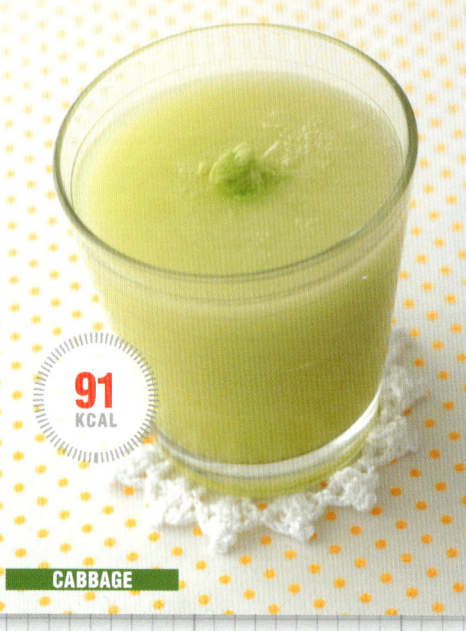

91 KCAL

CABBAGE

위장을 건강하게 하는
캐비지 애플

위장의 점막을 회복하는 주스로, 사과 맛 때문에 쉽게 마실 수 있다.

| 비타민 C | 칼륨 | 식이섬유 |

재료
양배추 – 2장, 사과 – 1/2개, 물 – 50ml

레시피
1. 양배추와 껍질을 벗긴 사과는 한입 크기로 자른다.
2. 손질한 양배추, 사과와 물을 믹서에 넣고 간다.

MEMO
양배추_ 적당한 풋내를 가진 담색 채소로, 위의 점막을 튼튼하게 하는 비타민 U와 비타민 C, 식이섬유를 풍부하게 함유한다.

위를 튼튼하게 하는
시트러스 그린

황록색 콤비의 산뜻한 주스로, 아침 영양보충에도 좋다.

| 비타민 C | 칼륨 | 식이섬유 |

재료
양배추 – 2장, 자몽 – 1개, 셀러리 – 1/3개, 올리고당 – 1작은술

레시피
1. 자몽은 스퀴저로 짜고 셀러리와 양배추는 한 입 크기로 자른다.
2. 자몽즙, 손질한 셀러리와 양배추, 올리고당을 믹서에 넣고 간다.

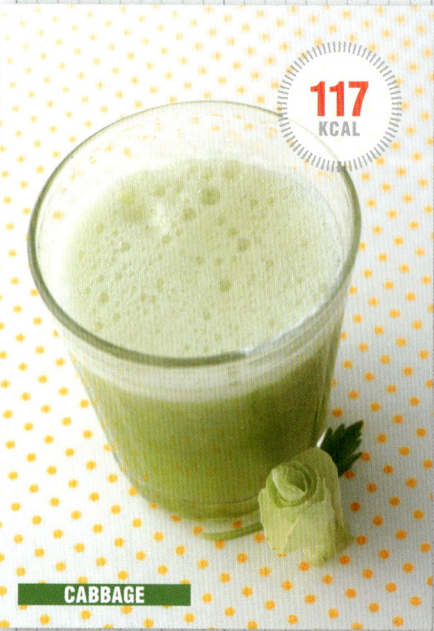

117 KCAL

CABBAGE

1일 1잔 공복 효소주스
BODY CARE 103

기분을 산뜻하게 하는
자몽 양상추

시트러스향의 산뜻한 주스로, 꿀꺽 한 잔 마시면 산뜻하게 일어날 수 있다.

`비타민 C` `칼륨` `비타민 B₁`

재료
양상추 – 4장, 자몽 – 1개

레시피
1 자몽은 스퀴저로 짜고 양상추는 잘게 찢는다.
2 1을 믹서에 넣고 간다.

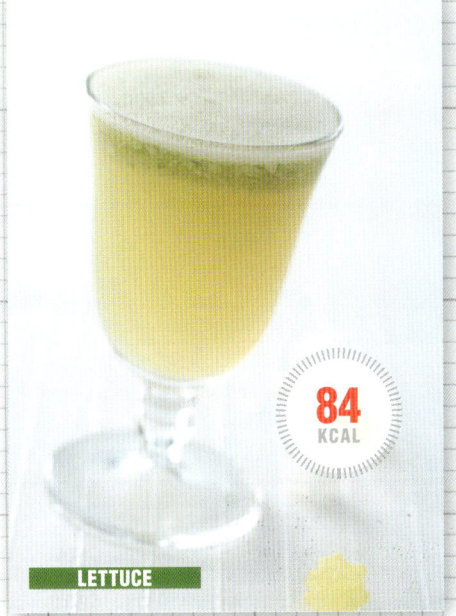

84 KCAL

LETTUCE

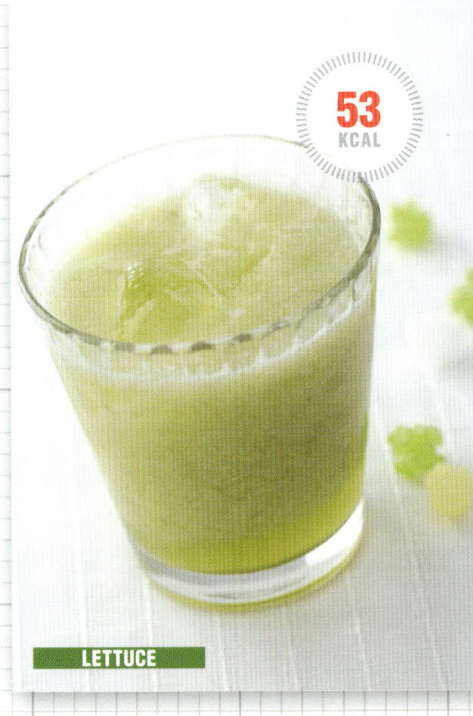

53 KCAL

LETTUCE

{ **MEMO**
양상추_ 아삭아삭한 식감이 특징이다. 수분 함유량이 많고 위산 분비를 억제하는 비타민 U 외에도 칼륨과 식이섬유가 풍부하다. }

느끼한 입맛을 깔끔하게 하는
메로네

달콤 쌉싸래한 양상추 주스로, 기름진 음식을 먹고 난 후 입가심과 위장 케어에 좋다.

`칼륨` `비타민 C` `비타민 B₁`

재료
양상추 – 3장, 멜론 – 120g

레시피
1 멜론은 껍질을 벗겨 한입 크기로 자르고 양상추는 잘게 찢는다.
2 1을 믹서에 넣고 간다.

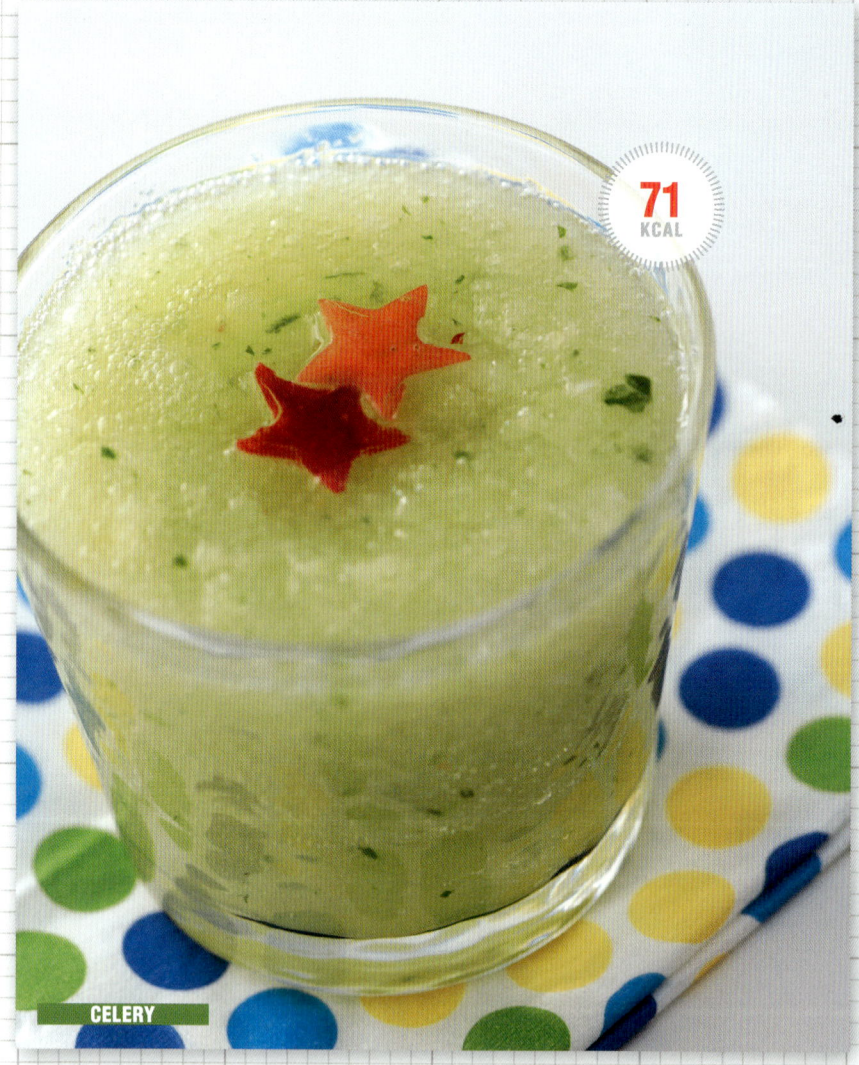

CELERY

71 KCAL

소화불량 해소에 좋은

셀러리 애플

싱그러운 향의 셀러리 주스로, 사과의 부드러운 단맛은 목 넘김을 좋게 한다.

`칼륨` `식이섬유`

재료
셀러리 - 1/3개, 사과 - 1/2개, 물 - 50ml

레시피
1 껍질을 벗긴 사과와 셀러리는 한입 크기로 자른다.
2 손질한 셀러리, 사과와 물을 믹서에 넣고 간다.

MEMO
셀러리_ 특유의 향은 주스의 풋내를 제거하고 정신 안정 효과도 있다. 비타민 U, 칼륨, 식이섬유가 풍부하게 함유되어 있다.

1일 1잔 공복 효소주스
BODY CARE 105

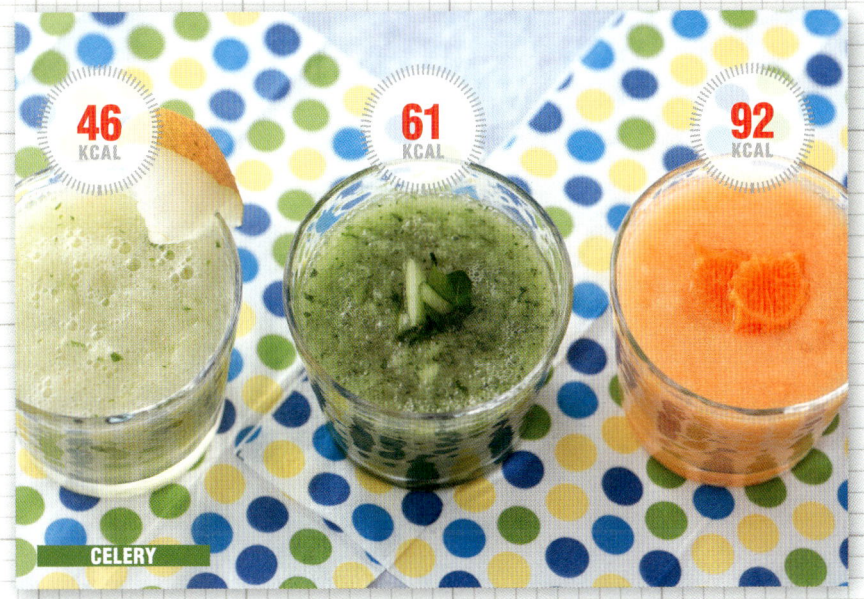

CELERY

위장을 보호하는
화이트 사워

청량한 셀러리의 위장 보호 주스로, 비타민 U가 위장을 부드럽게 보호한다.

`칼륨` `식이섬유`

재료
셀러리 - 1/3개, 배 - 1/2개, 물 - 50ml

레시피
1 껍질을 벗긴 배와 셀러리는 한입 크기로 자른다.
2 손질한 배, 셀러리와 물을 믹서에 넣고 간다.

마시기 쉬운
시트러스 녹즙

보기와는 달리 쭉쭉 마실 수 있는 시트러스 맛의 비타민 C 주스이다.

`비타민 C` `칼륨` `식이섬유`

재료
셀러리 - 1/3개, 겨자 시금치 - 1개
사과 - 1/8개, 자몽 - 1/2개

레시피
1 자몽은 스퀴저로 짠다.
2 사과는 껍질을 벗기고 겨자 시금치와 함께 한입 크기로 자른다.
3 자몽즙, 손질한 사과와 겨자 시금치, 셀러리를 믹서에 넣고 간다.

비타민의 보고
베지 하우스

영양이 풍부하고 질 좋은 채소들로 만든 주스로, 바쁜 아침의 비타민 보충에 좋다.

`비타민 A` `칼륨` `식이섬유`

재료
셀러리 - 1/3개, 당근 - 1/4개, 양상추 - 3장,
사과 - 1/2개, 물 - 50ml

레시피
1 껍질을 벗긴 당근과 사과, 셀러리는 한입 크기로 자른다.
2 양상추는 잘게 찢는다.
3 1과 2를 믹서에 넣고 간다.

Health Care
[금귤·무]

감기 예방

점막을 튼튼하게 하고 바이러스의 침입을 막는 비타민 A,
면역력을 높이는 비타민 C가 풍부하여 몸을 따뜻하게 한다.

감기 예방에 좋은
금귤 요구르트

희미한 신맛을 가진 산뜻한 색감의 주스로 우유를 가미해서 마시기 쉽다.

| 칼슘 | 비타민 C | 비타민 A |

재료
금귤 - 6개, 플레인 요구르트 - 100g, 우유 - 50ml

레시피
1. 금귤은 반으로 잘라 씨를 제거한다.
2. 손질한 금귤과 플레인 요구르트, 우유를 믹서에 넣고 간다.

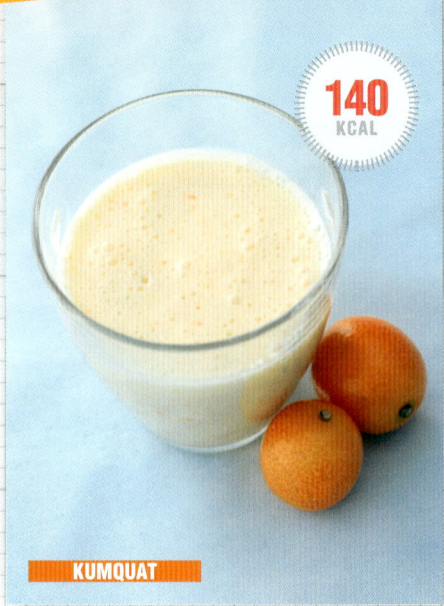

140 KCAL

KUMQUAT

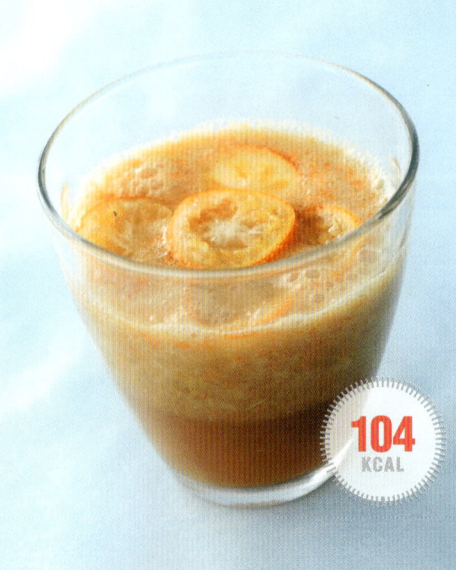

104 KCAL

KUMQUAT

MEMO
금귤_ 한입 크기로 껍질 채 먹을 수 있는 것이 특징이다. 저항력을 높여주는 비타민 C가 풍부하여 감기 예방에 효과적이다.

목감기에 좋은
금귤 허니

목의 염증을 억제하는 주스로, 금귤의 달콤쌉싸래한 맛에 빠질지도 모른다.

| 비타민 C | 비타민 E | 식이섬유 |

재료
금귤 - 6개, 꿀 - 1큰술, 따뜻한 물 - 100ml

레시피
1. 금귤은 반으로 잘라 씨를 제거한다.
2. 손질한 금귤과 꿀, 따뜻한 물을 믹서에 넣고 간다.

1일 1잔 공복 효소주스
HEALTH CARE 107

목이 아플 때 좋은
무엇

목에 좋은 주스로, 은은하게 달아서 마시기 쉽다.

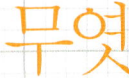 칼륨 / 비타민 C / 식이섬유

재료
무 - 200g, 흑조청 - 1큰술

레시피
1 무는 껍질을 벗겨 한입 크기로 자른다.
2 손질한 무를 믹서에 넣고 갈아 흑조청을 넣은 컵에 따른다.

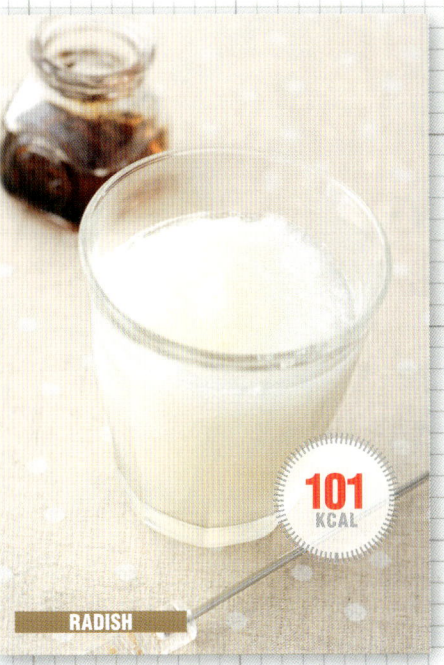

101 KCAL
RADISH

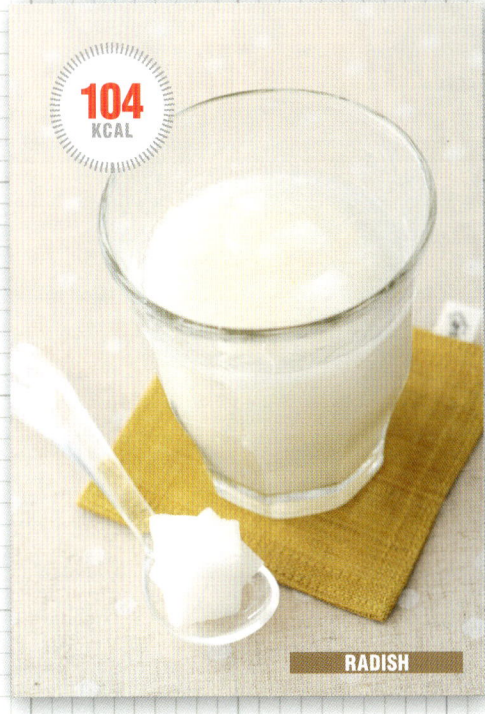

104 KCAL
RADISH

MEMO
무_ 은은하게 맵고 단 담색 채소이다. 목이 아플 때나 감기 기운이 있을 때 무즙을 마시면 좋다. 또한 소화효소가 풍부하여 위장 작용을 도와 소화를 촉진한다.

초기 감기에 좋은
화이트 쿨

과즙이 풍부한 배와 무로 만든 주스로, 감기 초반에 마시면 좋다.

칼륨 / 비타민 C / 식이섬유

재료
무 - 100g, 배 - 1개

레시피
1 무와 배는 껍질을 벗겨 한입 크기로 자른다.
2 손질한 무와 배를 믹서에 넣고 간다.

Health Care
[깨]

숙취 해소

알코올 분해를 촉진하는 세사민를 섭취함으로써 수분을 충분히 보충할 수 있다.

220 KCAL

SESAME

피부를 뽀송뽀송하게 하는

세사미 셰이크

은은하게 달콤한 검은콩 밀크로, 수면 부족으로 거칠어진 피부를 촉촉하게 하는 효과가 있다.

| 칼슘 | 단백질 | 비타민 B_2 |

재료
볶은 검은깨 – 1큰술, 우유 – 150㎖, 삶은 검은콩 – 1큰술

레시피
1 준비한 볶은 검은깨, 우유, 삶은 검은콩을 믹서에 넣고 간다.

1일 1잔 공복 효소주스
HEALTH CARE 109

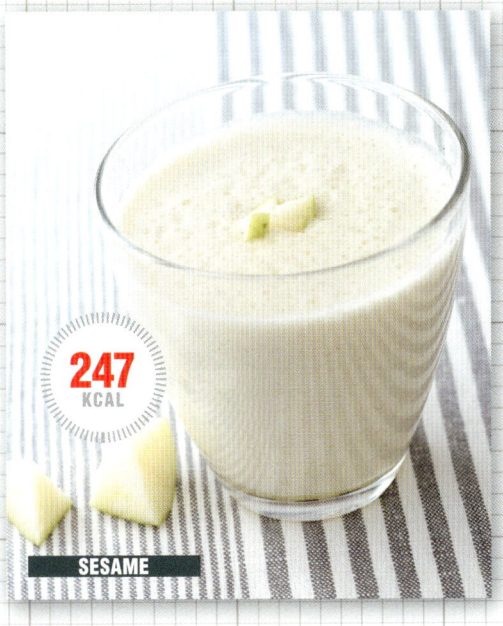

기분을 상쾌하게 하는
세사미 밀크

아오리 맛의 세사미 밀크로, 산뜻한 향이 상쾌하다.

`칼륨` `철분` `식이섬유`

재료
볶은 깨 – 1큰술, 아오리 – 1/2개,
두유 – 100ml, 꿀 – 1작은술

레시피
1 아오리는 껍질을 벗겨 한입 크기로 자른다.
2 손질한 아오리와 볶은 깨, 두유, 꿀을 믹서에 넣고 간다.

247 KCAL

SESAME

> **MEMO**
> 깨_ 불로장생의 특효약이라 불리며 영양가가 높다. 알코올 분해를 촉진하는 세사민을 함유하며, 활성산소를 없애는 강력한 항산화 작용이 있어 숙취에 효과적이다.

숙취 해소에 정답인
깨 그린

고소한 깨가 가득한 녹황색 채소 주스로, 숙취에 그만이다.

`칼슘` `비타민 A` `비타민 $B_2$`

재료
볶은 검은깨 – 1큰술, 시금치 – 1개,
우유 – 100ml, 올리고당 – 1큰술

레시피
1 시금치는 한입 크기로 자른다.
2 손질한 시금치와 볶음 검은깨, 우유, 올리고당을 믹서에 넣고 간다.

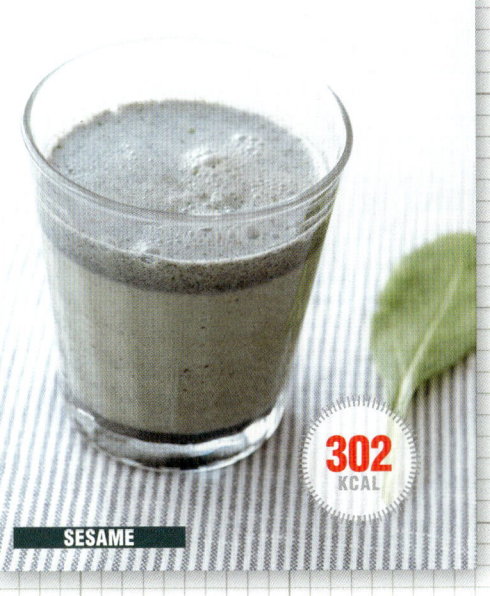

302 KCAL

SESAME

Health Care
[식초·귤]

피로 회복 — 젖산을 분해하고 피로를 회복시키는 구연산을 함유하고 있다.

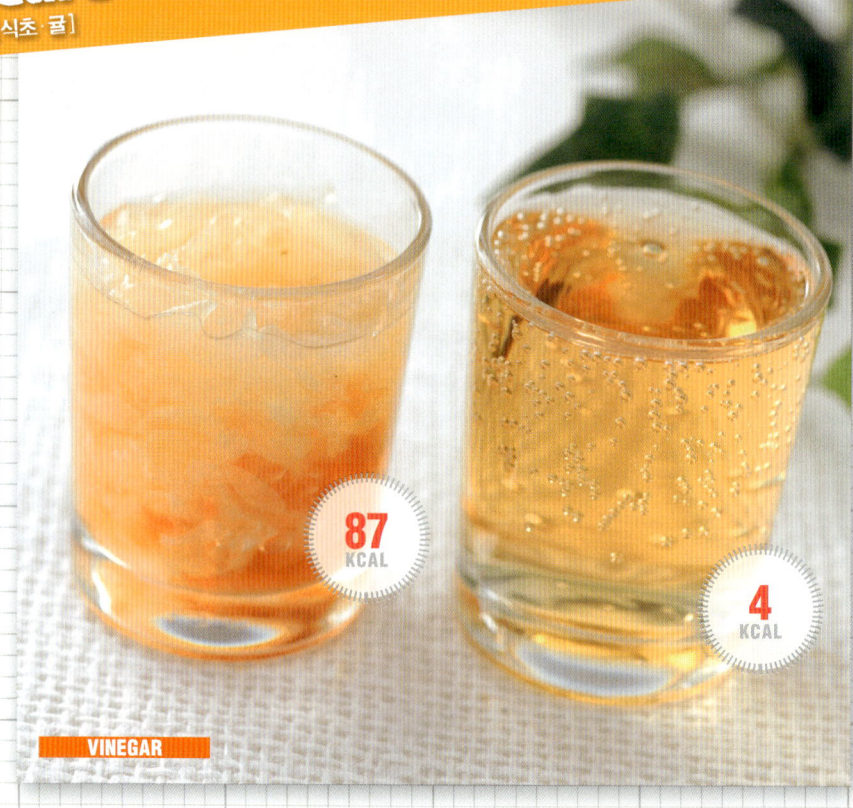

VINEGAR

87 KCAL

4 KCAL

피로 회복에 좋은

시트러스 흑초

신맛 콤비의 구연산 주스로, 몸속에 스며들어 피로를 회복한다.

| 비타민 C | 칼륨 | 비타민 B₁ |

재료
흑초 - 1큰술, 자몽 - 1개

레시피
1. 자몽은 스퀴저로 짠다.
2. 자몽즙과 흑초를 믹서에 넣고 간다.

활기 있게 만드는

사과식초 사워

새콤달콤한 프레시 사워로, 활기찬 아침을 약속한다.

재료
사과식초 - 1큰술, 탄산수 - 200ml

레시피
1. 컵에 사과식초와 탄산수를 넣고 섞는다.

> **MEMO**
> **식초**_ 상큼한 맛과 독특한 신맛이 특징이다. 식초의 주성분은 초산과 구연산 등의 유기산이다. 구연산은 피로물질인 젖산을 분해하여 피로를 회복시킨다. 현미식초, 곡물식초, 흑초, 사과식초 등 종류도 다양하다.

1일 1잔 공복 효소주스
HEALTH CARE 111

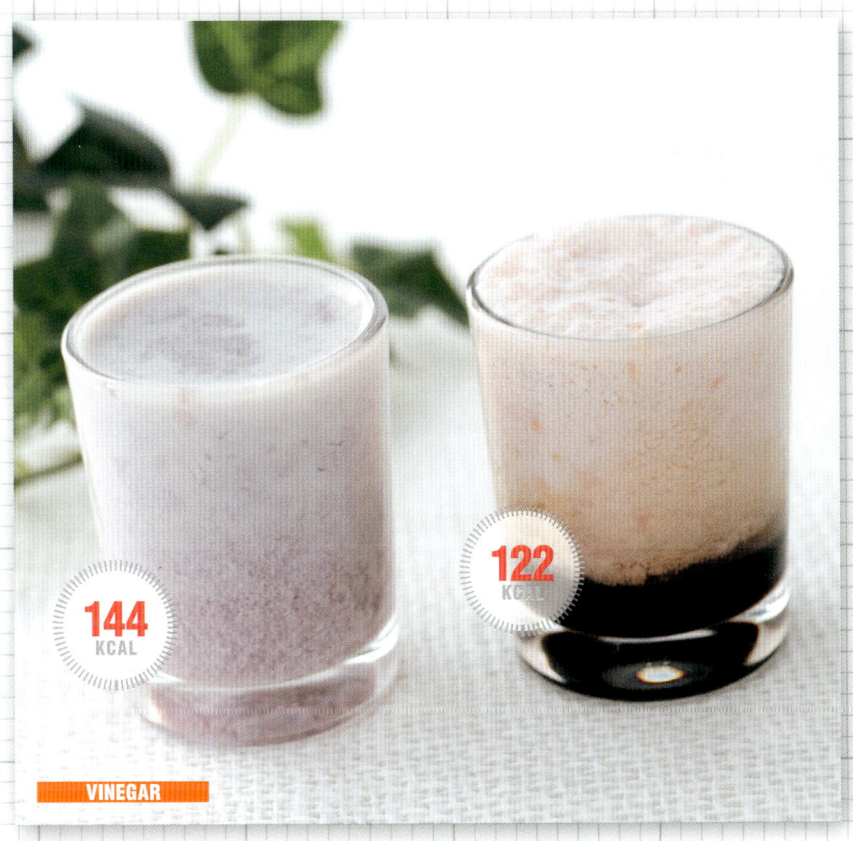

144 KCAL

VINEGAR

122 KCAL

아이들도 좋아하는
매직 요구르트

식초와 우유로 만든 요구르트로, 아이들이 좋아하는 신비한 마술 주스이다.

| 칼슘 | 비타민 B₂ | 단백질 |

재료
포도식초 – 1큰술, 우유 – 200ml

레시피
1 컵에 우유와 포도식초를 넣고 섞는다.

칵테일을 연상시키는
이탈리안 딸기 주스

부드러운 달콤함을 가진 딸기식초 드링크로, 칵테일 느낌으로 맛있게 마실 수 있다.

| 비타민 C | 칼슘 | 비타민 B₂ |

재료
발사믹 식초 – 1작은술, 딸기 – 3개, 우유 – 150ml

레시피
1 딸기는 꼭지를 따고 우유와 함께 믹서에 넣고 간다.
2 컵에 발사믹 식초와 1을 넣고 섞는다.

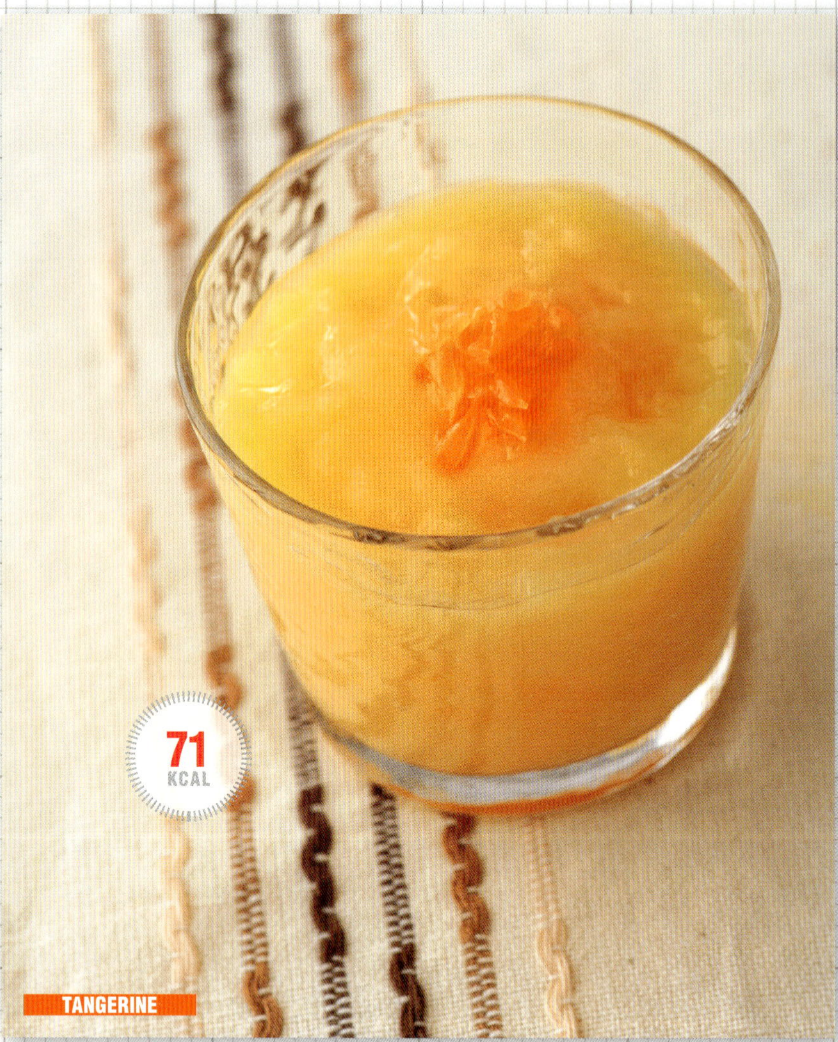

TANGERINE

몽글몽글
귤 주스

몽글몽글한 새로운 식감의 귤 주스로, 은은하게 달고 그리운 맛이 있다.

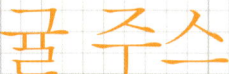

재료
귤 – 2개, 한천 가루 – 1작은술, 물 – 100ml

레시피
1 귤은 껍질을 벗기고 물과 함께 믹서에 넣고 간다.
2 그릇에 1과 한천 가루를 넣고 전자레인지로 약 2분 가열해서 녹인다.
3 냉장고에서 식혀서 굳히고 다시 믹서로 가볍게 간다.

피로를 날려버리는
귤 사워

입속에서 톡톡 터지는 느낌과 탄산으로 피로 회복에 좋다.

`비타민 C` `비타민 A` `비타민 B₁`

재료
귤 – 2개, 탄산수 50ml, 꿀 – 1작은술

레시피
1 귤은 껍질을 벗기고 꿀과 함께 믹서에 넣고 간다.
2 1을 컵에 따르고 탄산수로 묽게 한다.

> **MEMO**
> 귤_ 산뜻한 단맛이 특징이다. 감기 예방과 철분 흡수를 돕는 비타민 C, 피로 회복에 효과적인 구연산이 풍부하다.

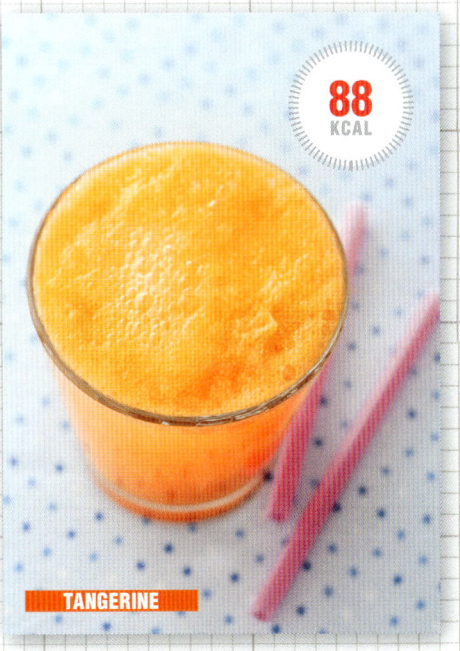

88 KCAL

TANGERINE

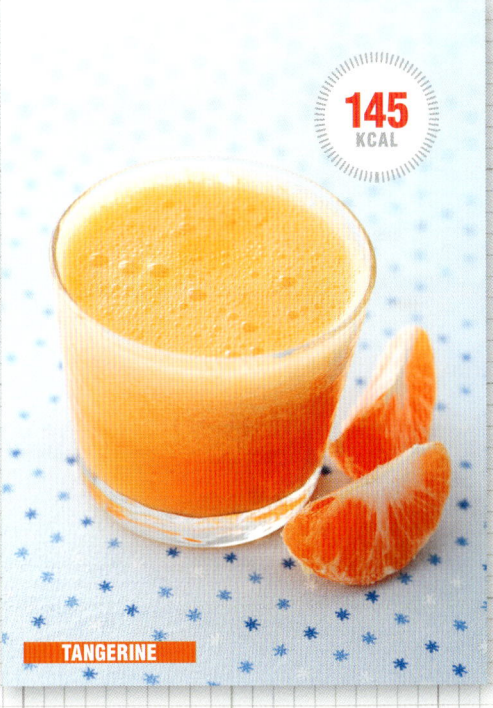

145 KCAL

TANGERINE

비타민 C를 충전해주는
써니 프레시

비타민 C를 듬뿍 담은 주스로, 진한 오렌지색이 활기를 준다.

`비타민 C` `칼륨` `식이섬유`

재료
귤 – 2개, 오렌지 – 1/2개, 건살구 – 1개

레시피
1 귤은 껍질을 벗기고 오렌지는 겉껍질과 얇은 막을 벗긴다.
2 손질한 귤, 오렌지와 건살구를 믹서에 넣고 간다.

Health Care
[땅콩·건살구]

어깨 결림 해소 — 미세혈관을 확장하여 혈액순환을 개선하는 비타민 E를 함유한다.

179 KCAL

227 KCAL

PEANUT

근육의 피로를 말끔히 해소해주는
넛츠 밀크

메이플 맛의 넛츠 밀크로, 비타민 E가 몸의 뻐근함을 말끔히 해소해준다.

| 비타민 E | 칼슘 | 마그네슘 |

재료
땅콩 – 8알, 우유 – 100ml, 메이플 시럽 – 1작은술

레시피
1. 준비한 땅콩, 우유, 메이플 시럽을 믹서에 넣고 간다.

> **MEMO**
> 땅콩_ 견과류 특유의 오독한 식감과 고소함이 특징이다. 혈액순환을 개선하는 비타민 E가 풍부하다.

자극적인 음식에 어울리는
마일드 밀크

코코넛 맛의 화이트 밀크로, 스파이시한 식사에 어울린다.

| 칼륨 | 칼슘 | 비타민 E |

재료
땅콩 – 5알, 코코넛 밀크 – 50ml, 우유 – 100ml, 꿀 – 1작은술

레시피
1. 준비한 땅콩, 코코넛 밀크, 우유, 꿀을 믹서에 넣고 간다.

1일 1잔 공복 효소주스
HEALTH CARE **115**

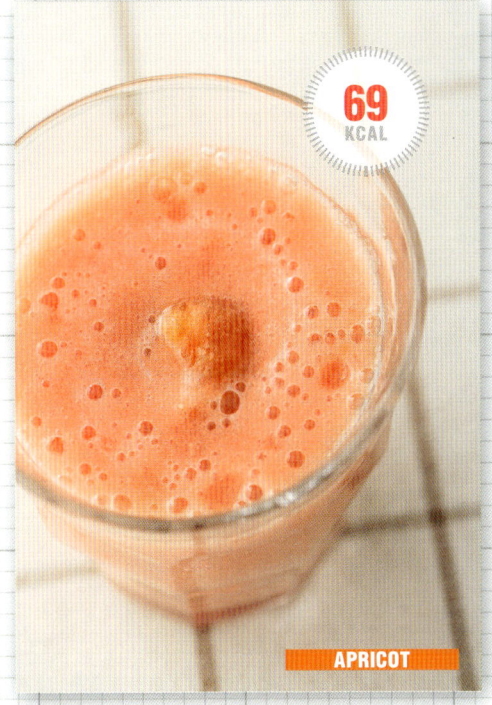

69 KCAL

APRICOT

혈액순환에 좋은

스위트 토마토

은은하게 달콤한 토마토 주스로, 혈액순환을 촉진해 피부를 장밋빛으로 만들어준다.

`칼륨` `비타민 C` `비타민 E`

재료
건살구 - 2개, 토마토(대) - 1개

레시피
1 토마토는 꼭지를 따고 한입 크기로 자른다.
2 손질한 토마토와 건살구를 믹서에 넣고 간다.

{ **MEMO**
건살구_ 새콤달콤한 맛과 선명한 주황색이 특징이다. 과산화지질을 억제하는 비타민 E는 어깨 결림 등의 증상을 완화한다. 풍부한 베타카로틴은 강력한 항산화 작용을 한다. }

짜증을 잊게 하는

살구 스무디

걸쭉한 살구 요구르트로, 짜증나는 기분을 날려버릴 수 있다.

`비타민 C` `식이섬유` `비타민 E`

재료
건살구 - 3개, 서양 배(통조림) - 1/2개,
플레인 요구르트 - 100g

레시피
1 건살구, 서양 배, 플레인 요구르트를 믹서에 넣고 간다.

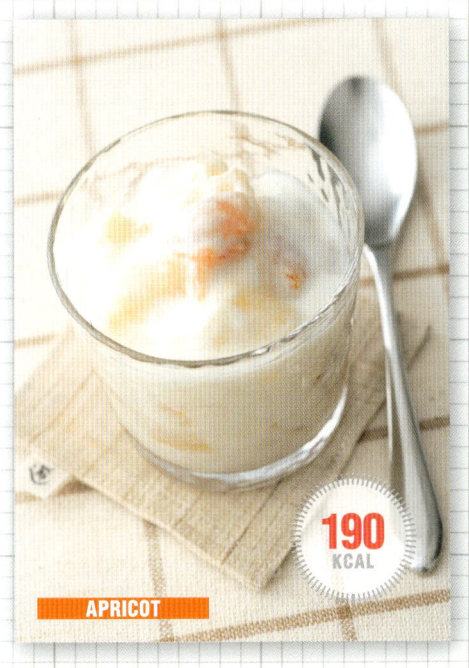

190 KCAL

APRICOT

Health Care
[겨자 시금치]

뼈 강화

뼈를 튼튼하게 하는 칼슘, 그 작용을 돕는 마그네슘, 비타민 D를 다량 함유하고 있다.

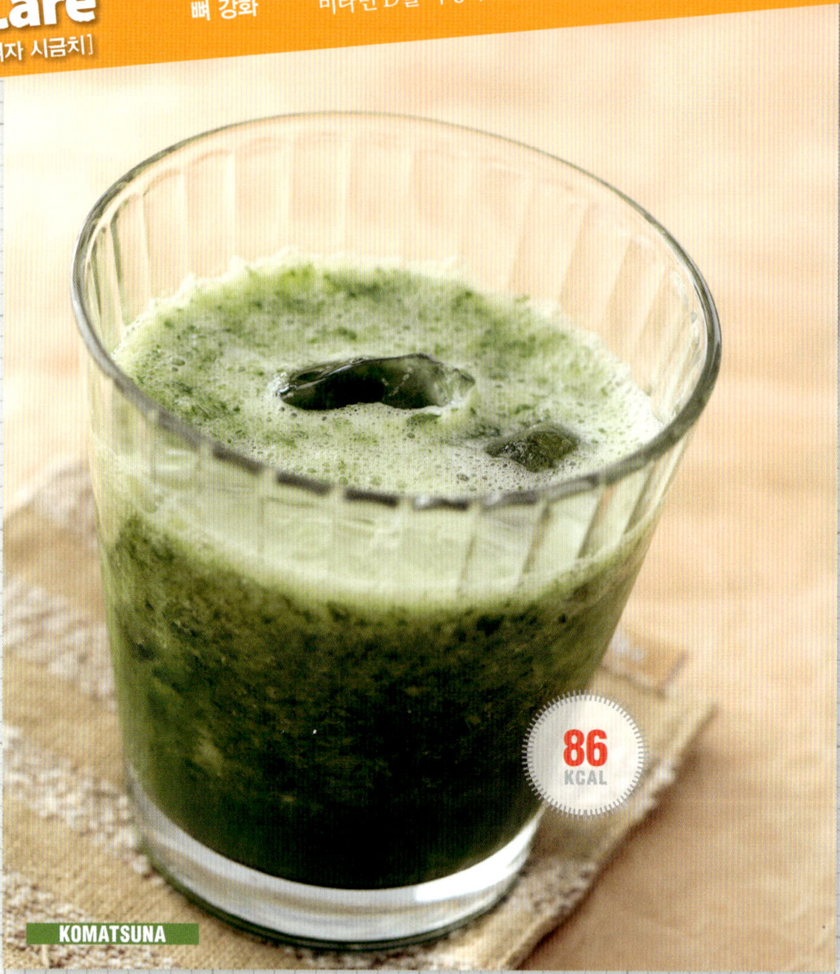

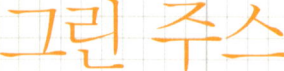

86 KCAL

KOMATSUNA

새콤달콤

그린 주스

사과의 신맛과 당도로 꿀꺽꿀꺽 마실 수 있는 산뜻한 주스이다.

| 비타민 C | 비타민 B₁ | 칼슘 |

재료
겨자 시금치 - 1개, 자몽 - 1/2개, 사과 - 1/3개

레시피
1 겨자 시금치는 한입 크기로 자른다.
2 자몽은 스퀴저로 짠다.
3 사과는 껍질을 벗겨 한입 크기로 자른다.
4 1,2,3을 믹서에 넣고 간다.

1일 1잔 공복 효소주스
HEALTH CARE 117

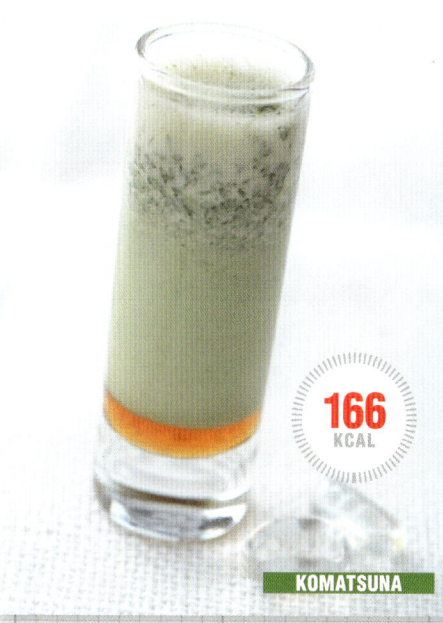

166 KCAL

KOMATSUNA

칼슘이 풍부한

그린 스카이

칼슘이 풍부한 뼈 튼튼 주스로, 메이플 시럽을 넣어 마시기 쉽다.

| 칼륨 | 철분 | 칼슘 |

재료
겨자 시금치 – 1개, 두유 – 150ml,
볶은 깨 – 1작은술, 메이플 시럽 – 2작은술

레시피
1 겨자 시금치는 한입 크기로 자른다.
2 손질한 겨자 시금치와 두유, 볶은 깨, 메이플 시럽을 믹서에 넣고 간다.

{ **MEMO**
겨자 시금치_ 풋내가 없는 주스용 잎채소이다. 뼈를 튼튼하게 하는 칼슘과 철분, 항산화 효과가 있는 베타카로틴 등 비타민과 미네랄을 균형 있게 포함하고 있다. }

뼈를 튼튼하게 하는

그린 밀크

쌉싸래한 녹차 맛의 말차 밀크로, 산뜻한 맛이라 마시기 쉽다.

| 칼륨 | 칼슘 | 질분 |

재료
겨자 시금치 – 1개, 녹차 – 100ml,
우유 – 50ml, 말차 – 1작은술, 꿀 – 1작은술

레시피
1 겨자 시금치는 한입 크기로 자른다.
2 손질한 겨자 시금치와 녹차, 우유, 말차, 꿀을 믹서에 넣고 간다.

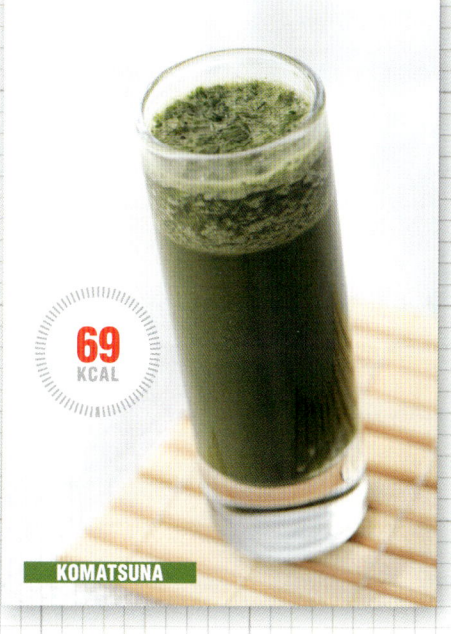

69 KCAL

KOMATSUNA

Health Care
[시금치·코코아]

빈혈 예방

철분과 조혈에 필요한 비타민 B군과 철분의 흡수를 돕는 비타민 C를 함유하고 있다.

220 KCAL

SPINACH

스위트

철분 주스

빈혈을 예방해주는 철분 주스로, 무화과의 식감과 달콤함이 숨은 맛이다.

| 칼슘 | 철분 | 비타민 B₁ |

재료
시금치 - 1개, 건무화과 - 2개, 두유 - 150ml

레시피
1 시금치는 한입 크기로 자른다.
2 손질한 시금치와 건무화과, 두유를 믹서에 넣고 간다.

MEMO
시금치_ 풋내가 특징인 녹황색 채소로, 빈혈을 예방하는 철분, 비타민 B₁·B₂, 칼슘 등 비타민과 미네랄을 균형 있게 함유한다. 냄새가 거슬릴 때는 레몬즙을 첨가한다.

1일 1잔 공복 효소주스
HEALTH CARE 119

빈혈 예방에 좋은
그린 세사미

깨와 우유의 비타민 주스로, 올리고당을 넣어 마시기 쉽다.

`비타민 B₂` `칼슘` `칼륨`

재료
시금치 – 1개, 볶은 깨 – 1큰술,
탈지분유 – 4큰술, 물 – 200ml,
올리고당 – 1작은술

레시피
1 시금치는 한입 크기로 자른다.
2 손질한 시금치와 볶은 깨, 탈지분유, 물, 올리고당을 믹서에 넣고 간다.

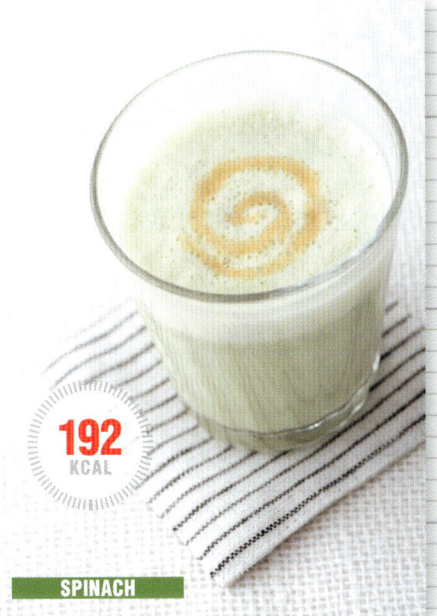

192 KCAL

SPINACH

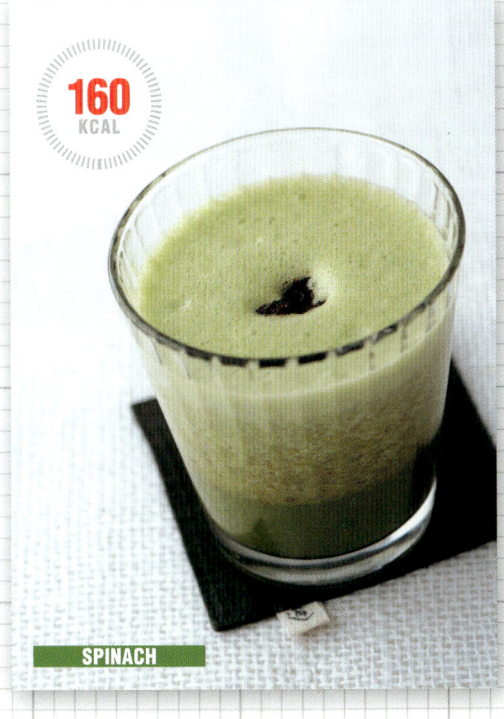

160 KCAL

SPINACH

철분 흡수에 좋은
퓨어 아이

비타민이 풍부한 연녹색 주스로, 시트러스 맛이 나서 끝 맛도 좋다.

`비타민 C` `칼륨` `철분`

재료
시금치 – 1개, 건자두 – 2개, 오렌지 – 2개,
레몬즙 – 조금

레시피
1 시금치는 한입 크기로 자른다, 오렌지는 스퀴저로 짠다.
2 손질한 시금치, 오렌지즙과 건자두, 레몬즙을 믹서에 넣고 간다.

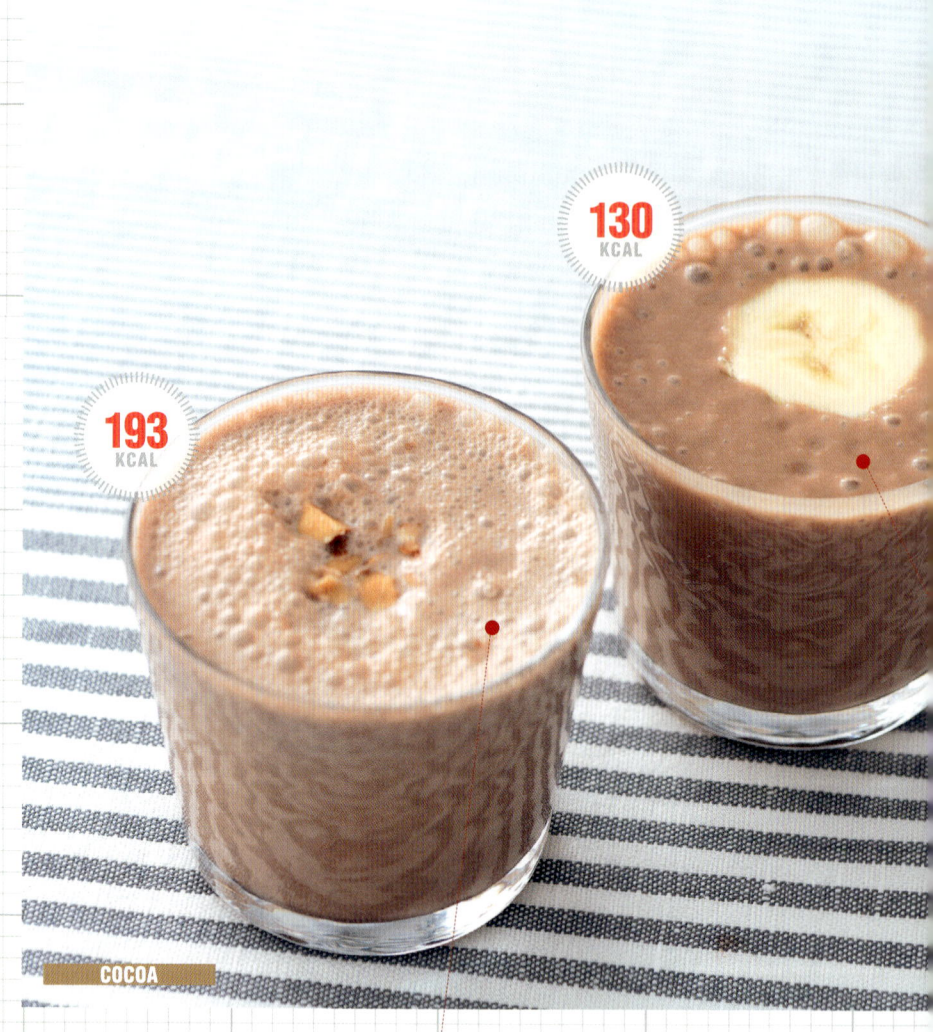

193 KCAL

130 KCAL

COCOA

밤에 마시기 좋은 고소한
아몬드 코코아

아몬드 맛이 나는 코코아 밀크로, 밤에는 따뜻하게 마시면 좋다.

| 칼슘 | 비타민 E | 철분 |

재료
코코아 - 1큰술, 우유 - 200ml, 아몬드(잘게 부순 것) - 4알 분

레시피
1 코코아, 우유, 잘게 부순 아몬드를 믹서에 넣고 간다.

{ **MEMO**
코코아_ 주스에 쌉싸래한 맛을 더한다. 철분, 칼륨 등 미네랄이 풍부해 빈혈 예방에 효과적이다. 항산화 효과가 있는 폴리페놀을 풍부하게 함유한다. }

1일 1잔 공복 효소주스
HEALTH CARE 121

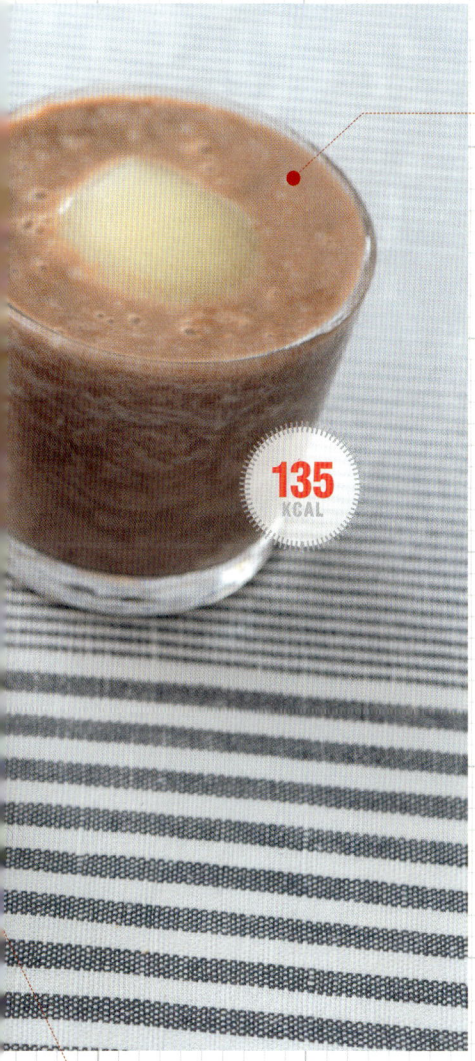

135 KCAL

미네랄이 풍부한
쇼콜라 왈츠

달콤 쌉싸래한 서양 배 코코아로, 디저트로 마시기 좋은 주스다.

`칼슘` `식이섬유` `철분`

재료
코코아 - 1큰술, 서양 배(통조림도 가능) - 1/2개, 우유 - 100ml

레시피
1 서양 배는 껍질을 벗겨 한입 크기로 자른다.
2 손질한 서양 배와 코코아, 우유를 믹서에 넣고 간다.

빈혈에 좋은
코코아 바나나 밀크

쌉싸래한 코코아가 들어간 바나나 밀크로, 빈혈 예방에도 좋다.

`칼륨` `칼슘` `철분`

재료
코코아 - 1큰술, 바나나 - 1/2개, 우유 - 100ml

레시피
1 바나나는 껍질을 벗겨 한입 크기로 자른다.
2 손질한 바나나와 코코아, 우유를 믹서에 넣고 간다.

Health Care
[유자]

식욕 증진 — 위산 분비를 촉진하는 신맛은 식욕 증진 효과가 있다.

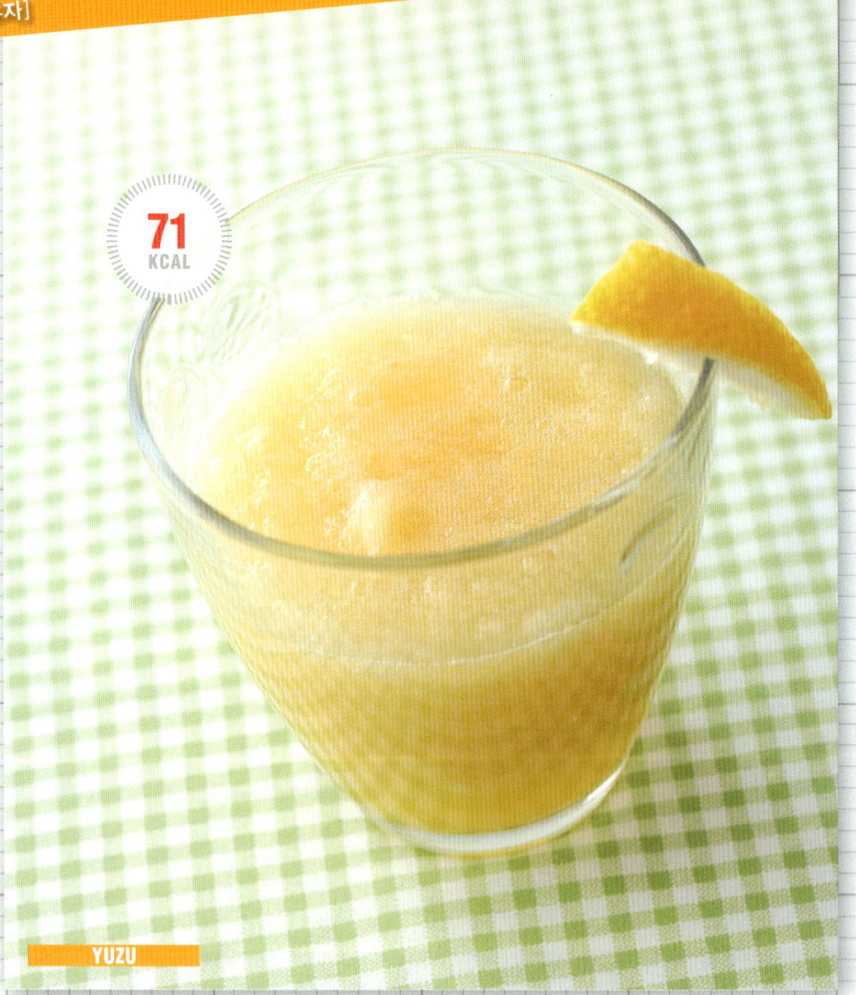

71 KCAL

YUZU

식후 입가심에 좋은

유자 애플

유자향의 사과 주스로, 식후에 마시면 입 안을 개운하게 한다.

`비타민 C` `칼륨` `식이섬유`

재료
유자 - 1/2개, 사과 - 1/2개, 물 - 50ml

레시피
1 유자는 스퀴저로 짠다. 사과는 껍질을 벗겨 한입 크기로 자른다.
2 유자즙과 손질한 사과, 물을 믹서에 넣고 간다.

MEMO
유자_ 산뜻하고 질 좋은 향의 감귤류로, 유자 특유의 향기는 식욕 중추신경을 자극하여 식욕을 증진시킨다. 스트레스를 완화하는 비타민 C, 피로 회복 효과가 있는 구연산을 함유한다.

chapter 4

업그레이드 주스

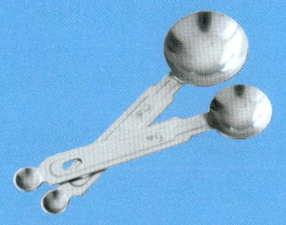

색다르게 즐길 수 있는 주스 레시피

지금까지 고민에 따른 증상별 맞춤 주스를 소개해왔다.
이번에는 어떤 영양소만 집중적으로 섭취하고 싶다,
녹즙을 맛있게 마시고 싶다, 따뜻한 주스를 만들고 싶다 등의
용도별로 주스를 한층 더 즐길 수 있는 레시피를 알아보자.

More Juice ··· Beauty Juice/ New Green Vegetable Juice/
Hot Drink/ Night Cocktail

Beauty Juice

부족한 영양소에 착안한 미용 주스로 몸의 변화를 의식하며 몇 주 도전해보면 진가를 알 수 있다.

촉촉한 피부로 만들어주는
비타C 주스

피부의 기미와 잡티를 철저하게 케어한다! 콜라겐 생성을 촉진하여 촉촉한 피부로 가꿔준다.

| 비타민 C | 칼륨 | 식이섬유 |

재료
레몬 – 1개, 키위 – 1개, 자몽 – 1/2개

레시피
1 레몬과 자몽은 스퀴저로 짠다. 키위는 껍질을 벗겨 한입 크기로 자른다.
2 레몬즙과 자몽즙, 손질한 키위를 믹서에 넣고 간다.

현기증 예방에 좋은
철분 주스

빈혈을 예방하는 철분 주스는 아침 현기증 예방에도 좋다.

| 칼륨 | 철분 | 식이섬유 |

재료
바나나 – 1/2개, 두유 – 150ml, 볶은 깨 – 1큰술, 콩가루 – 1큰술

레시피
1 바나나는 껍질을 벗겨 한입 크기로 자른다.
2 손질한 바나나와 두유, 볶은 깨, 콩가루를 믹서에 넣고 간다.

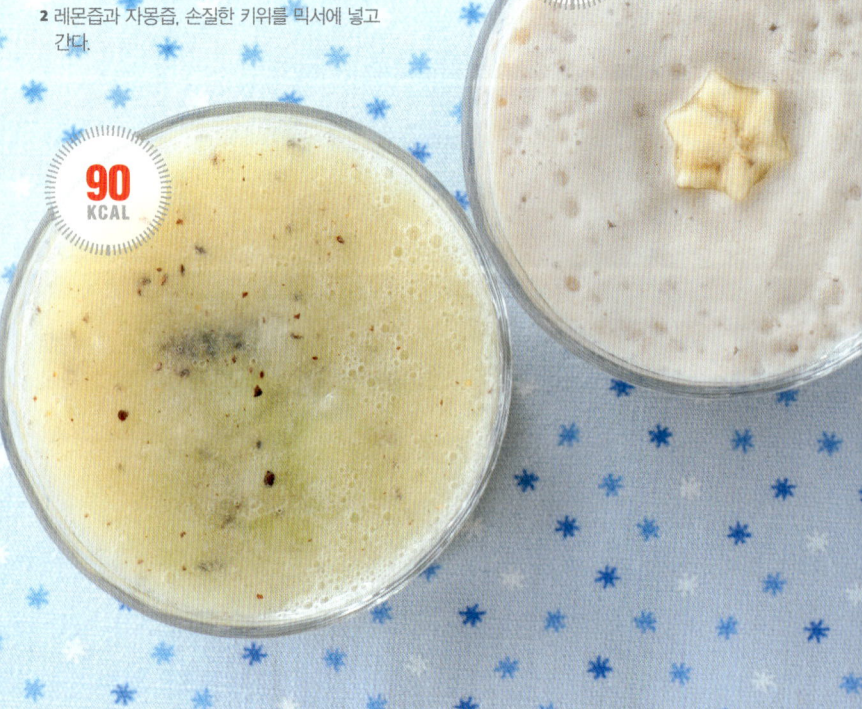

262 KCAL

90 KCAL

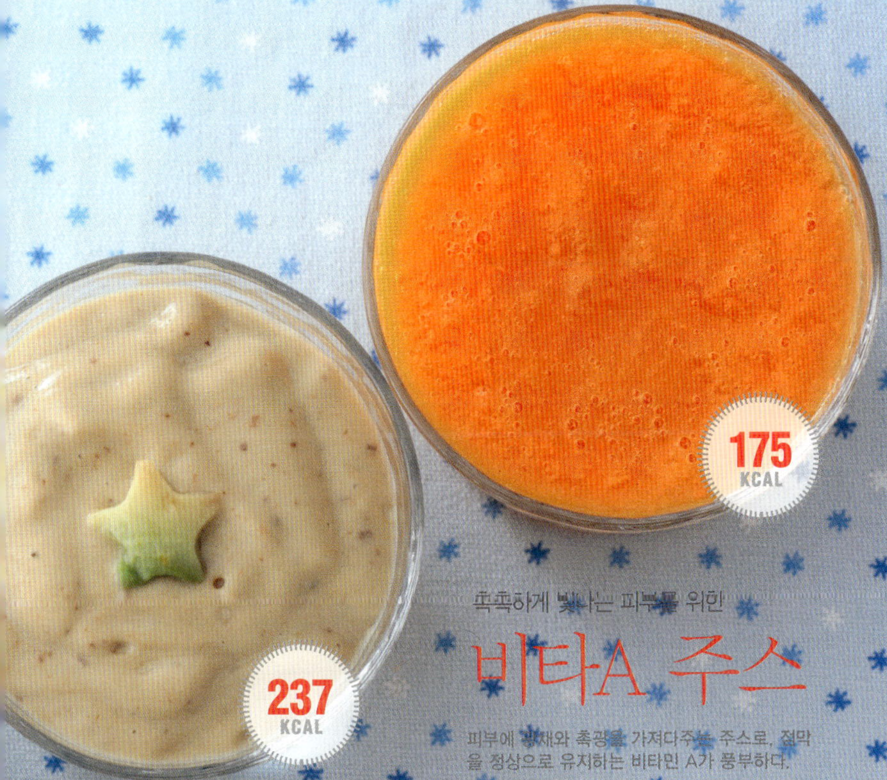

1일 1잔 공복 효소주스
MORE JUICE 125

175 KCAL

촉촉하게 빛나는 피부를 위한
비타A 주스

피부에 생기와 촉광을 가져다주는 주스로, 점막을 정상으로 유지하는 비타민 A가 풍부하다.

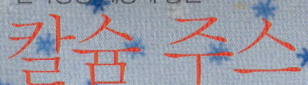

재료
오렌지 – 1/2개, 당근 – 1/4개, 망고 – 1/2개, 단호박(냉동) 깍둑썰기 – 3개

레시피
1 오렌지는 스퀴저로 짠다.
2 당근과 망고는 껍질을 벗겨 한입 크기로 자른다.
3 단호박은 해동해 껍질을 벗긴다.
4 1,2,3을 믹서에 넣고 간다.

237 KCAL

골다공증 예방에 좋은
칼슘 주스

스트레스를 해소하는 칼슘 주스는 골다공증 예방에도 추천한다.

비타민 E | 칼슘 | 식이섬유

재료
아보카도 – 1/3개, 건자두 – 2개, 우유 – 150ml

레시피
1 아보카도는 껍질을 벗겨 한입 크기로 자른다.
2 손질한 아보카도와 건자두, 우유를 믹서에 넣고 간다.

New Green Vegetable Juice

쓰고 맛없는 녹즙을 맛있게 응용해서 매일 마시고 싶은 기본 주스로 완성해보세요.
* 냄새가 거슬리는 경우에는 레몬즙을 넣으면 된다.

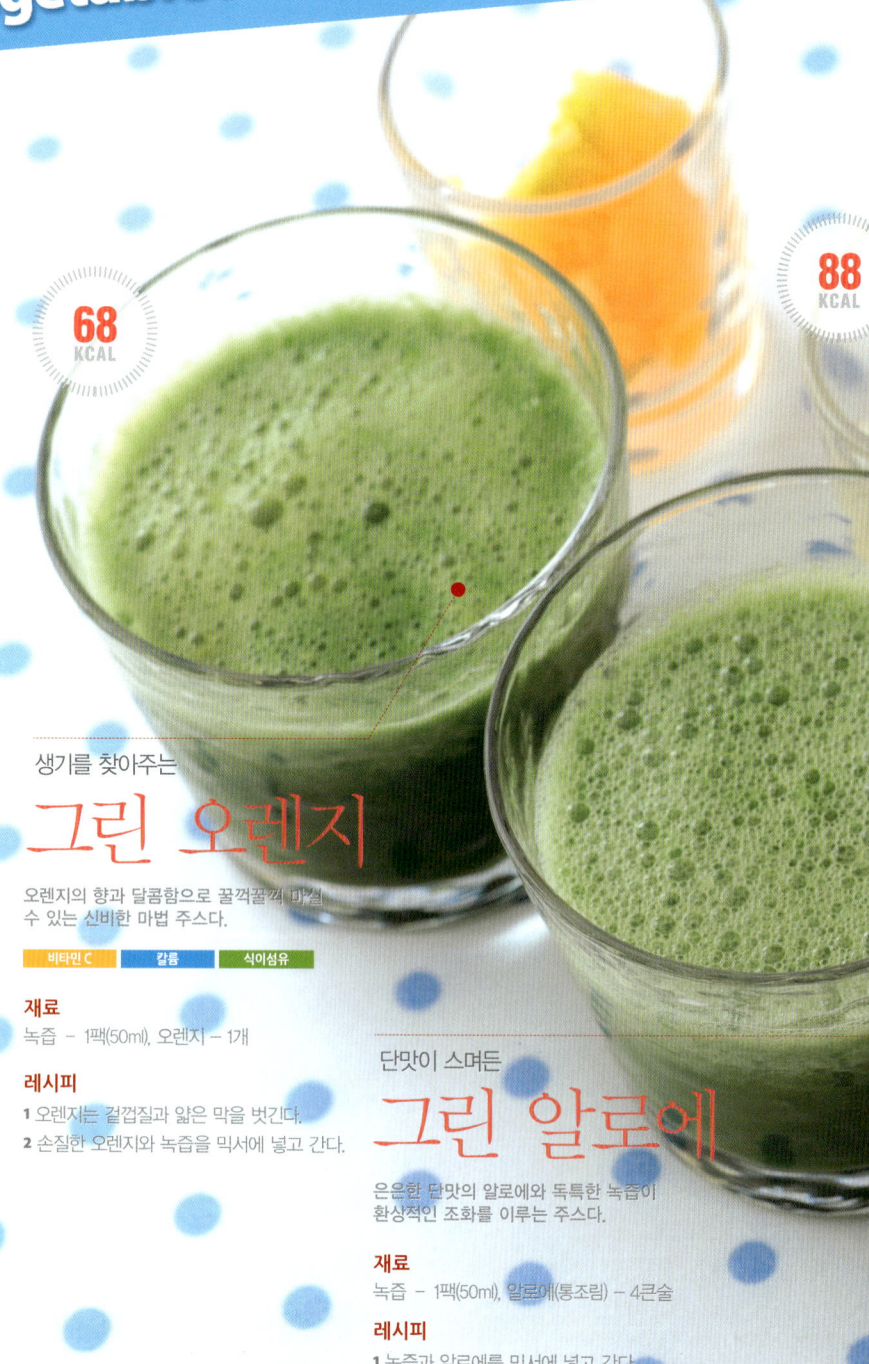

68 KCAL

88 KCAL

생기를 찾아주는

그린 오렌지

오렌지의 향과 달콤함으로 꿀꺽꿀꺽 마실 수 있는 신비한 마법 주스다.

`비타민 C` `칼륨` `식이섬유`

재료
녹즙 – 1팩(50ml), 오렌지 – 1개

레시피
1 오렌지는 겉껍질과 얇은 막을 벗긴다.
2 손질한 오렌지와 녹즙을 믹서에 넣고 간다.

단맛이 스며든

그린 알로에

은은한 단맛의 알로에와 독특한 녹즙이 환상적인 조화를 이루는 주스다.

재료
녹즙 – 1팩(50ml), 알로에(통조림) – 4큰술

레시피
1 녹즙과 알로에를 믹서에 넣고 간다.

1일 1잔 공복 효소주스
MORE JUICE **127**

아침을 깨우는

그린 시트러스

스트러스향이 일품이어서 아침에 마시기 좋은 리프레시 주스다.

`비타민 C` `칼륨` `식이섬유`

재료
녹즙 – 1팩(50ml), 자몽 – 1개

레시피
1 자몽은 스퀴저로 짠다.
2 녹즙과 자몽즙을 믹서에 넣고 간다.

녹즙의 맛있는 반전

그린 파인

새콤달콤한 파인애플로 쓴 녹즙이 맛있는 파인 주스로 변한다.

`비타민 C` `칼륨` `식이섬유`

재료
녹즙 – 1팩(50ml), 파인애플 – 100g

레시피
1 파인애플은 껍질을 벗겨 한입 크기로 자른다.
2 손질한 파인애플과 녹즙을 믹서에 넣고 간다.

60 KCAL

45 KCAL

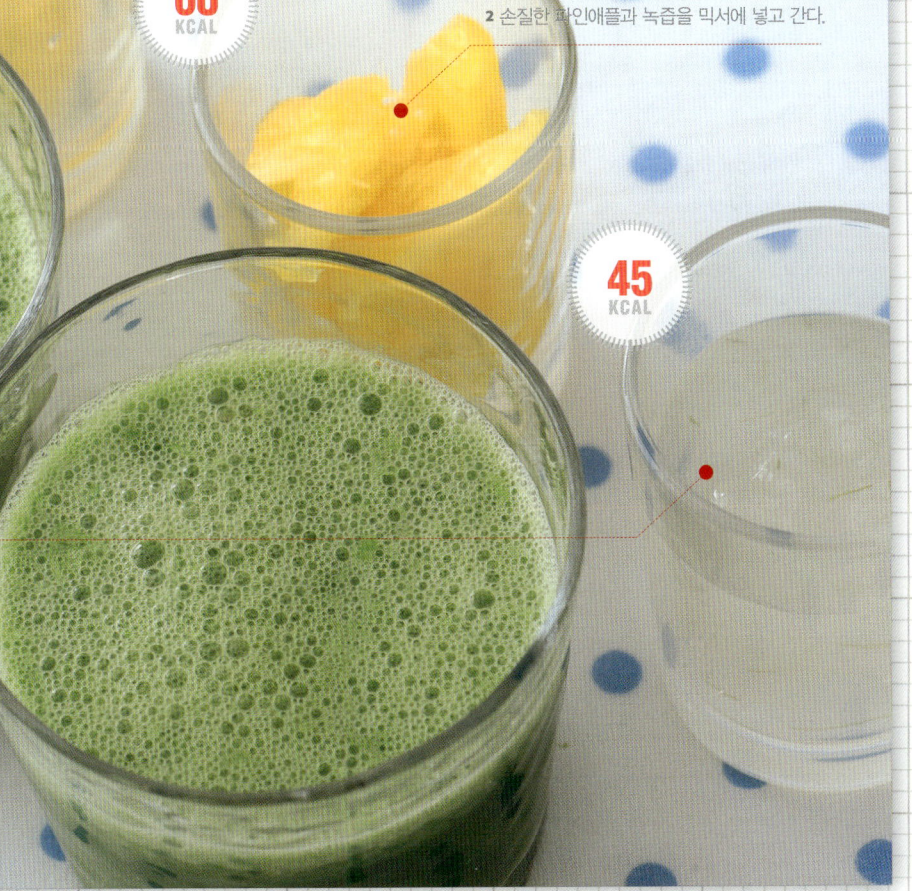

Hot Drink

혈액순환을 촉진하는 식재료와 허브의 향으로 짧은 휴식을 즐겨보세요.
좋아하는 음악을 들으면서 자신만의 시간을 즐겁고 기분 좋게 만끽할 수 있다.

감기 기운에 좋은
검은콩 갈분차

걸쭉하고 달콤한 일본풍 검은콩 드링크로,
감기 기운이 있을 때 영양보충으로 좋다.

철분

재료
삶은 검은콩 - 1큰술, 갈분 - 15g,
올리고당 - 1큰술, 뜨거운 물 - 200ml
* 취향에 따라 다진 생강 첨가

레시피
1 뜨거운 물에 갈분과 올리고당을 넣고 섞는다.
2 삶은 검은콩 절반을 믹서에 넣고 간다.
3 컵에 1과 2를 붓고 남은 삶은 검은콩을 넣는다.

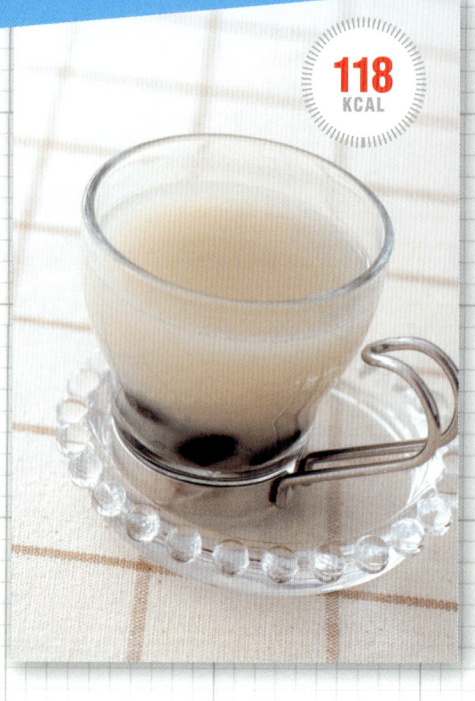

118 KCAL

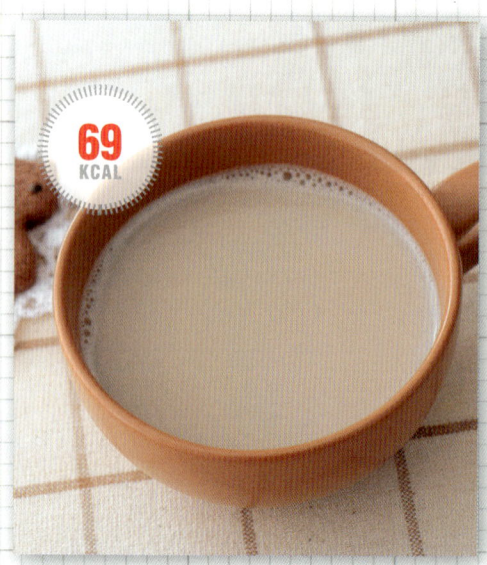

69 KCAL

마음을 치유시켜 주는
두유 차이

카페풍의 따뜻한 드링크다. 잠을 이루지
못하는 밤에는 마음을 치유하는 두유를
마시면 좋다.

칼륨 **철분** **비타민 B₁**

재료
두유 - 100ml, 홍차(뜨겁게 우린 것) - 200ml
* 취향에 따라 연유 첨가

레시피
1 냄비에 두유와 홍차를 넣고 데운다.

1일 1잔 공복 효소주스
MORE JUICE **129**

릴랙스에 좋은
스파이시 오렌지

오렌지 맛의 캐모마일티로, 몸과 마음의
긴장을 풀어주는 효과가 뛰어나다.

`비타민 C` `칼륨` `식이섬유`

재료
오렌지 - 1개,
캐모마일티(뜨겁게 우린 것) - 100ml
＊취향에 따라 계피가루 첨가

레시피
1 오렌지는 스퀴저로 짜서 캐모마일티와
함께 냄비에 넣고 데운다.

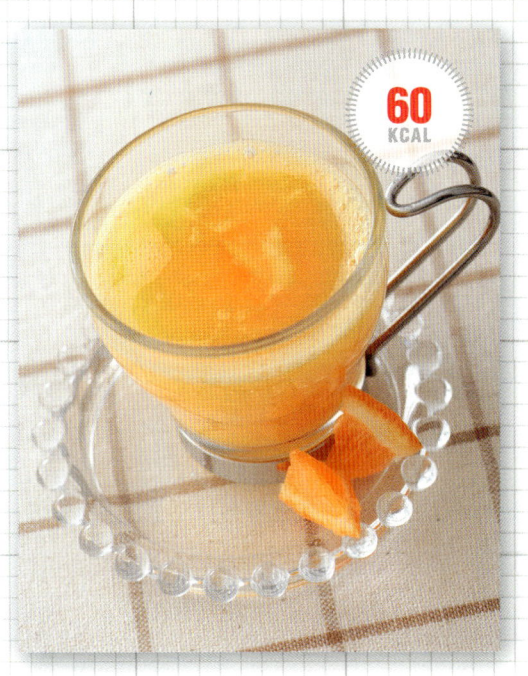

60 KCAL

혈액순환을 촉진하는
진저 레몬

손발을 따뜻하게 해주는 레몬 주스로,
시나몬과 생강은 혈액순환을 촉진한다.

`비타민 C`

재료
레몬 - 1/2개, 다진 생강 - 1작은술,
시나몬 스틱 - 1개, 꿀 - 1작은술,
뜨거운 물 - 150ml
＊취향에 따라 레몬 껍질 첨가

레시피
1 레몬은 스퀴저로 짠다.
2 준비한 레몬즙, 다진 생강과 꿀을 컵에
넣고 뜨거운 물을 부어 시나몬 스틱을
곁들인다.

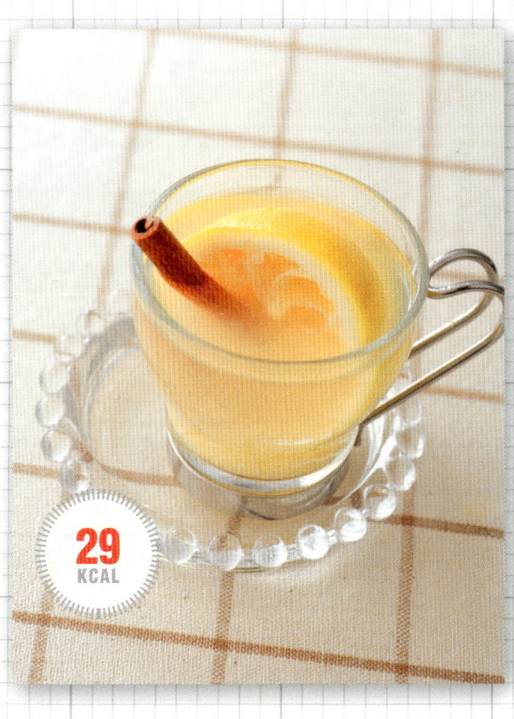

29 KCAL

Night Cocktail

적당량의 알코올은 긴장을 풀어주고 마음을 치유하는 효과가 있다. 눈과 마음을 치유하는 칵테일을 알아보자.

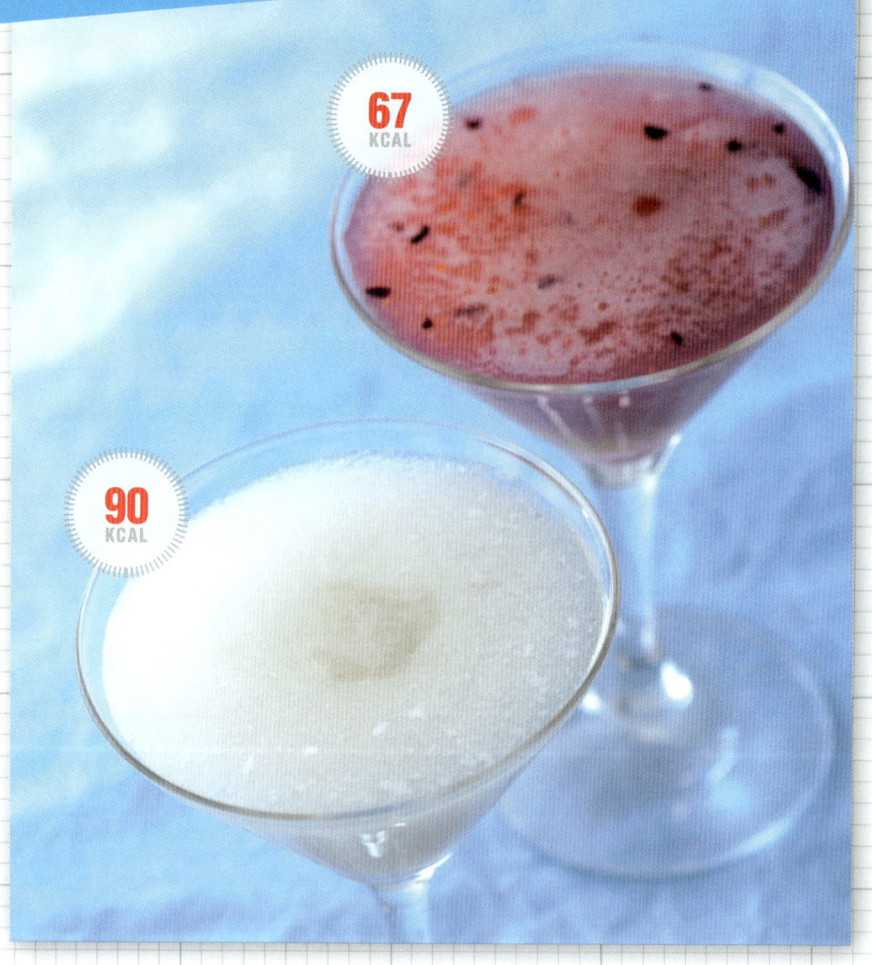

67 KCAL

90 KCAL

달콤 산뜻한
리치 마티니

양귀비가 사랑한 리치 칵테일로, 깔끔하게 달고 끝 맛은 산뜻하다.

재료
리치 - 1개, 보드카 - 20ml,
리치 리큐르 - 10ml

레시피
1 리치는 껍질과 씨를 제거한다.
2 손질한 리치와 보드카, 리치 리큐르를 믹서에 넣고 간다.

치유 효과가 있는
거봉 마티니

거봉의 달콤함이 살아 있는 칵테일로, 예쁜 자줏빛은 치유 효과가 있다.

재료
거봉 - 2알, 진 - 20ml, 레몬즙 - 1/2작은술

레시피
1 거봉 1알, 진, 레몬즙을 믹서에 넣고 간다.
2 컵에 따르고 남은 거봉을 넣는다.

1일 1잔 공복 효소주스
MORE JUICE 131

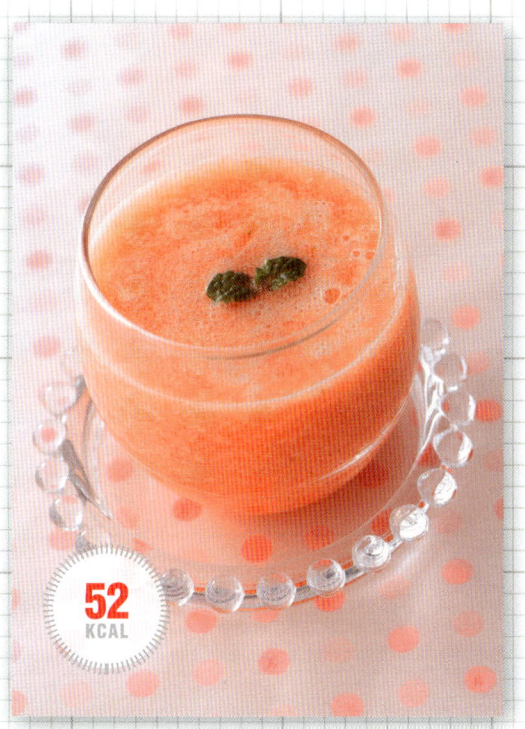

52 KCAL

분위기 연출에 좋은
피치 와인

민트향의 분홍빛 칵테일로, 연인과의 즐거운 밤에 어울리는 한 잔이다.

`칼륨`

재료
복숭아 - 1/4개, 스파클링 와인 - 50ml, 민트 - 1장

레시피
1 복숭아는 껍질을 벗겨 한입 크기로 자른다.
2 1과 스파클링 와인을 믹서에 넣고 간다.
3 컵에 따라 민트로 장식한다.

달면서도 산뜻한
핑크 피그

은은하게 달고 끝 맛은 산뜻하며, 과육이 톡톡 씹히는 느낌이 매혹적이다.

`비타민 C` `칼륨` `식이섬유`

재료
무화과 - 1개, 자몽(루비) - 1/4개, 보드카 - 15ml

레시피
1 무화과는 껍질을 벗겨 한입 크기로 자른다.
2 자몽은 겉껍질과 얇은 막을 벗긴다.
3 손질한 무화과, 자몽과 보드카를 믹서에 넣고 간다.

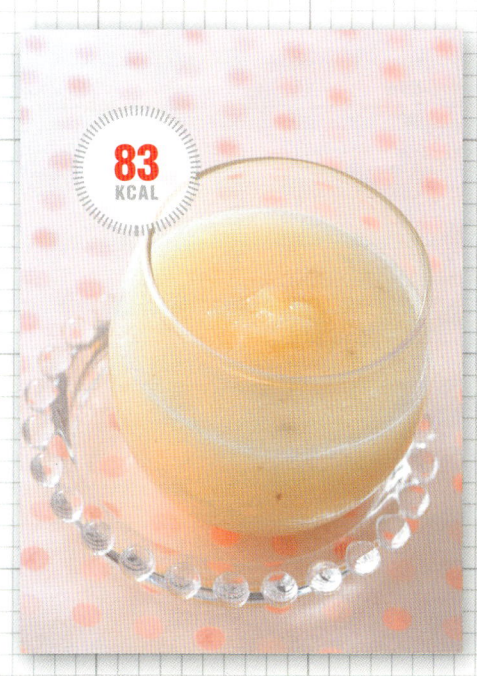

83 KCAL